名医が教える

「本当に正しい糖尿病の治し方」

栗原 毅
KURIHARA Takeshi

薬に頼らずヘモグロビンA1cを下げる

"Treatment of really correct diabetes"
that a great doctor teaches

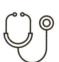

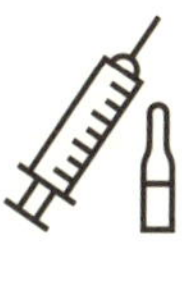

X-Knowledge

まえがき　糖質制限をしたくてもできなかったすべての人へ

本書は**健康診断で、糖尿病の指針であるヘモグロビンＡ１ｃや血糖値などの検査項目が引っかかり、その後、医師から糖尿病と診断され、薬をすすめられたけれども、できれば薬は飲まずに自分で治したいという人に向けて書かれました。**

糖尿病の患者さんに対し、どの段階で医師が薬をすすめるのかは1人ひとりの医師の考え方によって異なります。これに対し、私は原則として、薬を使わずに治療することを目指しています。

ですから、医師からすすめられたからといって、安易に薬を飲んで治そうとは思わないでください。糖尿病が進んだ段階でも、自力でヘモグロビンＡ１ｃや血糖値を下げる方法はあるのです。また、すでに糖尿病の薬を飲んでいる人も、自分でできる方法を始めれば、薬をやめることができます。

糖尿病は「国民病」と呼ばれています。厚生労働省の平成28年（２０１６年）「国民健康・栄養調査」によると、「糖尿病が強く疑われる者」は約1000万人と推計され、1997年以降増加を続けているのです。

一方、糖尿病の一歩手前の段階である「糖尿病の可能性を否定できない者（一般に「糖尿病予備群」と呼ばれている）」も約1000万人で、両者を合わせるとその数は約2000万人にもおよびます。

これほどの患者さんがいるにも関わらず、糖尿病という病気はいまだによく理解されていません。「病気だから薬を飲めば治る」と信じている患者さんが多いのです。ところがそうではありません。糖尿病は生活習慣病の1つです（※）。暴飲暴食や運動不足といった生活習慣の問題が背景にあって発症します。

したがって、糖尿病を治すには「生活習慣の改善」が欠かせません。しかし初期の糖尿病は自覚症状がほとんどないため、患者さんは生活習慣を改善することの意味が理解できません。そのため、医師がすすめる食生活の改善や運動などをなかなか実行してくれないのです。これは私の患者さんにもあてはまります。

もちろん、医師からいわれた自力療法を実行している患者さんもいます。にもかかわらず、数値は改善しないことのほうが多いのです。食事や運動をがんばっても、糖尿病がよくならなければ、医師は薬で治療しようと提案します。

しかし薬は糖尿病を根本から治すものではないので、薬を飲み始めると、だんだん薬が効きにくくなったり、1つの薬だけでは効かなくなってきます。

実際、私のクリニックに来る糖尿病の患者さんも、他の医療機関で3種類以上もの薬を処方されているのに、いっこうに治る気配がなく、来院された人も珍しくありません。

肝臓病の専門医でもある私から見ると、その薬の多さに驚かされます。というのは、薬は肝臓で解毒されて、吸収されるからです。

毎食後に多量の薬が体内に入ってくれば、それだけ肝臓の負担が大きくなり、やがて肝臓が疲れて、肝機能が低下しないとも限りません。

本来、医師がやるべきことは、生活習慣の改善を患者さんに行ってもらうことです。そうすることによって、今飲んでいる薬の量や種類は減らせますし、最終的には薬なしで糖尿病をコントロールできるようになります。

もちろん、まだ糖尿病の薬を飲んでいない人は、医師が服用を強くすすめても、安易に薬に飛びつくべきではありません。

その前に、本書で私がすすめる自力療法を試してください。私の患者さんのケースでも、この方法を実践した患者さんのほとんどは、薬を飲まずに糖尿病の数値をよくすることに成功しています。


自力で治す方法の1つは、食事療法です。従来の食事療法は、食品を栄養素の割合によって、6つのグループに分け、「理想の食事」が簡単にできるようにするため、今から57年前に考案された『食品交換表』が基本になっています。

『食品交換表』は改訂を重ねながら、現代は第7版になっていますが基本的な考え方は大きく変わっていません。

にもかかわらず、糖尿病の患者さんは増え続けています。その理由の1つとして『食品交換表』が効果を上げていないことが考えられます。

考えてみれば、『食品交換表』が世に出されてから57年、その間に日本人の社会環境は大きく変化していますし、医学や栄養学も大いに進歩しています。

今必要なのは、従来の糖尿病の食事療法を漫然と続けるのではなく、現代人の食事をとりまく環境や最先端の医学情報や栄養学に基づいた食事の提案なのです。

もう1つの自力療法は、運動療法です。ところが運動療法は、食事療法の『食品交換表』のように体系化すらされていません。「どんな運動を1日何分行うべきか?」といった指針がないので、すすめる運動も医師によってバラバラです。

例えば「1日30分のウォーキング」で十分という医師がいますが、実は歩くだけでは、ヘモグロビンA1cや血糖値があまり改善しません。

栄養学と同様、スポーツ科学も進歩していますが、これも最先端の科学に基づいた運動を行わなければ効果はないのです。

このように、医療機関で現在も指導されている食事療法や運動療法は、「間違い」といっては言い過ぎかもしれませんが、今の時代に即していないのは事実です。

さらに世の中には、テレビや雑誌を始め、明らかに間違っている「糖尿病への常識」が蔓延しています。

例えば、「糖尿病にお酒はよくない」といわれますが、これも間違った常識です。

お酒を飲める人は、適量のお酒を飲んだほうが糖尿病の数値がよくなることが論文で明らかにされています。

そこで本書では、現代人のライフスタイルや労働環境なども考慮し、最先端の科学情報に基づいて、何をどう食べればよいのかを提案しています。

また運動についても、運動の時間がとれない多忙な現代人に配慮して、トータル2分未満で最大限の効果を上げる運動法を提案しています。

糖質制限をしたくてもなかなかできずに困っている人も多いと思いますが、本当に正しい知識を本書で知り、ご自身の治療に役立てていただければ幸いです。


栗原クリニック東京・日本橋院長　栗原　毅

※糖尿病には自己免疫などで起こる「1型糖尿病」と、生活習慣が主な原因で起こる「2型糖尿病」があります。本書で扱っているのは2型糖尿病で、「糖尿病」という表記も、ことわりがない限り、2型糖尿病を表しています。
※本書のヘモグロビンA1cの値はすべてNGSP(国際標準)値を用いています。

目次

第1章 糖尿病はどんな病気なの？

第2章

糖尿病食だと糖尿病は悪化する

第3章

肉と卵だけでヘモグロビンA1cは下がる

第4章

チョコレートでヘモグロビンＡ１ｃが改善

第5章

運動は1回50秒のスクワットだけやればよい

第6章 おロケアだけでもヘモグロビンA1cは改善する

ブックデザイン／大場君人
本文デザイン・DTP／平野智大（マイセンス）
取材・執筆／福士 斉
イラスト／丸口洋平

第1章

糖尿病は
どんな病気なの？

血糖値が下がっても
ヘモグロビンA1c値が
改善しないと糖尿病は
よくならないのはなぜ？

尿の中に糖が出てくる病気

私のクリニックはオフィス街にあるため、会社の健康診断（以下「健診」）で「糖尿病の疑いあり」といわれた会社員が多く来院します。

そうした患者さんのほとんどは、糖尿病がどんな病気であるのか理解していません。もちろん私も糖尿病を悪化させるとどうなるのか、ていねいに説明するように心がけていますが、なかなかわかってもらえないのが現状です。

そこで、まず第1章では糖尿病がどんな病気であるのかを、私なりにできるだけわかりやすく説明していきたいと思います。

まず糖尿病の**「糖尿」**とは、**尿の中に糖が出てくることからつけられた病名**です。健康な人は尿に糖が出てくることはありませんが、糖尿病が進行すると尿に糖が出てきます。これを調べるのが尿検査です。

しかし尿に糖が出るよりも先に、糖尿病であるかどうかを知る方法があります。それが「血糖値」という血液検査の値です。

血糖値の**「血糖」**とは、**血液中の糖（ブドウ糖）**のことで、その濃度（値）を示すのが血糖値です。健康な人の、食事をする前の血糖値（空腹時血糖値）は、70mg／dℓから110mg／dℓの範囲で保たれています。

ちなみに「mg／dℓ」は「ミリグラム、デシリットル」と読みます。1デシリットルの血液の中に○○ミリグラムの糖が含まれているという意味です。

さて空腹時血糖値の基準値は110mg／dℓ未満ですが、食事をすると食事に含まれる糖質がブドウ糖となって血液中に取り込まれるため、血糖値は上昇します。

食べたものの内容にもよりますが、食後の血糖値は健康な人でも120～170mg／dℓくらいまで上昇します。

ブドウ糖は私たちの体を動かすエネルギー源の1つです。血液とともに全身をめぐりながら、ブドウ糖は筋肉などの細胞に取り込まれてエネルギーとして使われます。

細胞にブドウ糖が取り込まれると、上昇した血糖値は下がってきます。そして2時間ほどたつと、140mg／dℓ未満まで下がります。これが健康な人の血糖値です。

空腹時血糖値110mg／dℓ未満、食後2時間血糖値140mg／dℓ未満を基準値といいます。この基準値を超え「高血糖」（血糖値が高くなる）になるのが糖尿病です。

ではなぜ高血糖になるのでしょうか。それは**インスリン**というホルモンの働きによります。

膵臓《すいぞう》から分泌されるインスリンは、細胞にブドウ糖を取り込む働きをしています。このインスリンの働きが悪くなることによって、糖尿病は発症するのです。

インスリンの働きが悪くなることを**「インスリン抵抗性」**といいます。この言葉はこれから何度か出てくるので覚えておいてください。

血糖値とヘモグロビンA1cは何が違う？

糖尿病であるかどうかを判定する数値には、血糖値のほかに**「ヘモグロビンA1c」**があります。この数値はいったい何を示しているのでしょうか。

ちなみに「A1c」は「エーワンシー」と呼びます。血液検査票には「HbA1c」と書かれていることもあります。

ヘモグロビンA1cは、赤血球（血液の主成分）にヘモグロビンという色素が何％ぐらい糖と結合しているかを示しています。

健康な人のヘモグロビンA1cは**5・6％未満**です。この数値を超えると健康診断で引っかかるようになり、**6・5％を超えると糖尿病**と診断されます。

ヘモグロビンA1cは、**過去1～2カ月の血糖の状態が反映**されます。つまり、普段から高血糖の人はヘモグロビンA1cの値が高くなるのです。

これに対し、血糖値は検査日の血液の状態しかわかりません。気温に例えるなら、血糖値は「気温」、ヘモグロビンA1cは「平均気温」にあたります。

現在、糖尿病がよくなっているかどうかの判定は、ヘモグロビンA1cを目安にするのが普通です。

糖尿病治療の基本は、血糖値を下げた状態を維持することです。このことを「血糖コントロール」といいます。

患者さんの血糖コントロールの状態も、ヘモグロビンA1cが目安になるため、現在は私も含め、ヘモグロビンA1cを重視する医師が増えています。

空腹時血糖値とヘモグロビンA1c

空腹時血糖値

正常値	99mg /dℓ以下
正常高値	100〜109mg /dℓ
境界型糖尿病	110〜125mg /dℓ
糖尿病	126mg /dℓ以上

ヘモグロビンA1c

正常値	5.5%以下
正常高値	5.6〜5.9%
境界型糖尿病	6.0〜6.4%
糖尿病	6.5%以上

※ヘモグロビンA1cはNGSP値で示しています。

糖尿病の診断基準

1	空腹時血糖値	126mg /dℓ以上
2	食後2時間値※	140mg /dℓ以上
3	随時血糖値	200mg /dℓ以上
4	ヘモグロビンA1c	6.5%以上

1〜3のいずれかと4が確認されると糖尿病

※食後２時間値はブドウ糖負荷試験による

健診前の食べ方で血糖値は下がる

会社の健診でよい結果が出るように、検査日が近づくと食べすぎを改めるなど、節制を始める人がいます。

これでは健診の意味がないのですが、悪い結果が出ると上司から「健康管理が悪い」といわれるなど、めんどうなことになるので、それを避けたいのでしょう。気持ちとしてはわからないでもありません。

実際、血糖値は健診前の食べ方しだいで、下げることができます。その方法とは糖質をできるだけとらないことです。

糖質、脂質、たんぱく質を3大栄養素といいますが、このうち血糖値を上げるのは**糖質だけ**です。

糖質とはブドウ糖に変わる栄養素のことで、砂糖を使ったお菓子はもちろん、体内でブドウ糖に分解される米や小麦などの炭水化物も含みます。つまり、ご飯やパン、めん類などが糖質になります。

肉や卵、魚などは脂質やたんぱく質を多く含みますが、糖質はほとんど含まれていません。

ですから、健診の前日に、ご飯やパンなどの主食を一切とらないようにして、その分、肉や卵、魚、豆腐などしか食べないようにすれば血糖値を下げられる可能性があります。

おそらく健診で「要再検査」を指摘される「糖尿病予備群」の段階なら、この食べ方で血糖値を基準値以下にすることも可能でしょう。

これに対して、ヘモグロビンＡ１ｃは、この食べ方で下げることはできません。ヘモグロビンＡ１ｃは採血時から過去１～２カ月間の平均血糖値を反映しますから、普段から血糖値が高めの人はごまかすことができないのです。

血糖値が正常でもヘモグロビンＡ１ｃが高い

健診で調べる血糖値は空腹時血糖値です。そのため、健診の当日は朝食を抜いてくるようにいわれます。

そして採血の結果、空腹時血糖値が基準値を超えれば、糖尿病（以下、特に断りのない限り、糖尿病予備群を含む）が疑われるというわけです。

では空腹時血糖値が基準値を超えていなければ、糖尿病ではないのでしょうか。実はそうではないのです。

21ページの図表をもう1度、ご覧ください。糖尿病の判定基準には、空腹時血糖値ともう1つ、食後2時間血糖値がありますね。しかし健診では、食後2時間血糖値を調べることができません。

食後2時間血糖値を含め、食事をした後の血糖値のことを**「食後血糖値」**といいます。前述したように、食事で糖質をとると血糖値が上がりますが、その後、時間とともに下がってきます。

しかし糖尿病になると、この食後血糖値が下がりにくくなります。その目安となるのが食後2時間血糖値なのです。

そこで空腹時血糖値が基準値を超えた人は、食後血糖値を調べるため、「ブドウ糖負荷試験」という検査を行うことがあります。

これはまず、10時間以上絶食して空腹時血糖値を測り、次にブドウ糖液（75グラムのブドウ糖液を水に溶かしたもの）を飲んで、30分、1時間、2時間後の血糖値を計ります。ブドウ糖液が食事の代わりになるわけですね。

この検査を行って、2時間後の血糖値が200㎎／dℓ以上あると、糖尿病が疑われます。

しかし、この検査は3時間くらいかかるため、クリニックなどではあまり行われていないのが現状です。

また「随時血糖値」といって、時間を決めずに採血し、血糖値が200㎎／dℓ以上ある場合も糖尿病が疑われますが、食事してあまり時間がたっていない場合や食事の内容によっては、糖尿病でなくてもこの基準値を超えることがあります。

特に私のクリニックでは、昼食後に来院する会社員が多いので、随時血糖値は高くなりがちです。そのため、ヘモグロビンA1cの値がとても重要なのです。

糖尿病の診断基準は、空腹時血糖値、ブドウ糖負荷試験、随時血糖値のいずれかと、ヘモグロビンA1cが基準値を超えた場合とされています。

普通は空腹時血糖値とヘモグロビンA1cの2つが基準値を超えた場合に、糖尿病と診断されることが多いでしょう。

糖尿病予備軍から糖尿病へ

糖尿病は、食後血糖値がまず高くなり、次に空腹時血糖値が高くなって発症するといわれています。つまり健診で空腹時血糖値やヘモグロビンA1cが基準値内でも、食後血糖値はすでに高くなっているかもしれないのです。

また糖尿病は糖尿病予備群の段階を経て発症しますが、これも同じことです。空腹時血糖値が基準値を超えて糖尿病予備群と診断された人は、それ以前から食後血糖値が高くなっていたと考えられるのです。

糖尿病予備群は、正しくは**「境界型糖尿病」**といいますが、健診では境界型糖尿病でなくても、「正常高値」（空腹時血糖値100〜109mg／dℓ、ヘモグロビンA1c5・6〜5・9％）であれば、境界型糖尿病に進む可能性が高いので、「要再検査」と指摘されます。

糖尿病はこのように、食後高血糖から空腹時血糖値の正常高値、そして境界型糖尿病、糖尿病と進んでいくのです。

健診で引っかかっても、「まだ糖尿病じゃないから大丈夫」といって、医師の診察を受けない人がいますが、これは大きな間違いです。

糖尿病は生活習慣病の1つですが、大丈夫だと思っている人は、生活を改めようとしません。改めずに、同じ生活を続けていれば、正常高値の人は境界型糖尿病に、境界型糖尿病の人は糖尿病へと進んでいくでしょう。

生活を改めようとしないのは、境界型糖尿病では痛みなどの自覚症状が起こらないからです。

さらに境界型糖尿病から糖尿病へと進んでも、すぐには自覚症状が出てきません。それでも生活習慣を変えないと、糖尿病はどんどん悪化します。

糖尿病が悪化すると、どんなことになるのかは、この後で詳しく述べていきますが、できるなら自覚症状がない段階から生活習慣を改めてほしいのです。そうすれば、その後に現れるつらい症状に苦しむこともありません。

糖尿病と診断されても
自覚症状は現れないが、
何もしないでいると
怖い合併症が出てくる

自覚症状が出たら糖尿病はかなり進行している

糖尿病と診断されても、初期のうちはほとんど自覚症状が現れません。自覚症状が出る前であれば、薬を使わずに、生活習慣の改善だけで糖尿病の悪化を防ぐことができるのですが、患者さんの多くは生活を改めようとはしません。

しかし、これでは糖尿病は悪化するばかりです。当然、医師もそのことを患者さんに説明しているはずなのですが、危機意識を感じてくれる患者さんはごく少数です。

確かに短い診察時間内に、患者さんが理解できるようになるまで説明するのは、なかなか難しいのですが、糖尿病のような生活習慣病は、患者が自分の病気についてよく理解し、生活を改めていかないと絶対によくならないのです。

そこでここからは、糖尿病が進行すると、体の中でどんなことが起こるのかについて、できるだけわかりやすく説明していきたいと思います。

よく知られている糖尿病の自覚症状に**「のどの渇き」**があります。のどが渇いて水をいっぱい飲むので、トイレが近くなる「頻尿」の症状も出てきます。

これは高血糖の典型的な症状の1つです。血糖値が高い状態が続くと、血管の浸透圧（血管内に水分を保とうとする力）が高まるため、細胞内の水分が血管へと流れ、尿としてどんどん排泄されていくのです。

その結果、体は脱水状態になり、水分補給しなければならないので、のどが渇いてきます。また水を飲んでも、大半が尿として排泄されてしまうので、頻尿にもなります。この「多飲多尿」の症状について知っている人は多いようです。

しかし多飲多尿は糖尿病の自覚症状の1つにすぎません。糖尿病が進行すると、実にさまざまな自覚症状が起こってきますが、それらの症状は糖尿病による**「合併症」**のサインなのです。

合併症っていったい何？

糖尿病で通院している人なら、医師から合併症という言葉を聞いたことがあるかもしれません。残念ながら合併症のことがわかっている患者さんはごく少数です。

合併症とは**「ある病気が原因となって起こる別の病気」**のことですが、糖尿病が進むと、いろんな合併症が起こります。

1例をあげると、糖尿病が進むと**心筋梗塞**を起こすことがあります。心臓の血管が詰まって心臓が働かなくなり、運が悪ければそのまま亡くなってしまう病気ですが、これも糖尿病の合併症の1つです。

糖尿病はゆっくり時間をかけて進行するため、死に至る病気というイメージを持つ人が少ないのですが、合併症によって突然死することもあるのです。

これは1例にすぎません。さまざまな合併症がありますが、主な合併症については、後で1つひとつ説明します。それより前に知ってほしいのは、糖尿病の合併症を起こす原因はたった1つだということです。

結論を先にいうと、すべての合併症は**「動脈硬化」**によって起こります。動脈硬化のことを「血管の老化」ともいいますが、糖尿病になると、40～50代くらいの比較的若い人でも、動脈硬化が起こります。

若い血管は、やわらかく、柔軟性があります。一方、動脈硬化を起こすと、血管はその言葉どおり、柔軟性が失われて硬くなります。

また動脈硬化が起こると、血液の流れ（血流）が悪くなります。動脈硬化が進行した血管は、血管の内側の壁が厚くなってくるため、血液が流れにくくなってしまうのです。

血液は全身の細胞に酸素と栄養素を供給する働きをしています。ところが血流が悪くなると、細胞に十分な酸素と栄養素を送り届けることができません。

そして酸素不足と栄養不足が起こった臓器や器官に合併症が起こります。心筋梗塞の例でいうと、心臓に酸素や栄養が届かなくなることで発症します。

合併症はゆっくり進行する

このように糖尿病の合併症は、動脈硬化によって起こります。そのため、糖尿病は「血管病」ともいわれています。

確かに「糖尿病」よりも「血管病」といったほうが、どんな病気なのか理解しやすいと思います。尿に糖が出るのは、糖尿病で起こる症状の1つにすぎませんが、動脈硬化は糖尿病のすべての合併症に関わっています。

ちなみに、動脈硬化を起こす血管病には、**「高血圧」**や血液中に悪玉コレステロールや中性脂肪が増える、逆に善玉コレステロールが減る**「脂質異常症」**もありますが、これらの病気と糖尿病には密接な関係があります。これについても後で詳しく説明します。

動脈硬化はゆっくりと時間をかけて進行します。境界型糖尿病の段階から、動脈硬化は始まっているのです。

早いものでは5年ほどで起こる合併症もありますが、10年、20年という長い時間をかけて発症する合併症もあります。

よく糖尿病と診断されたら、すでに合併症が始まっていたという話を聞きますが、この場合、糖尿病が発覚する前に何年もの時間が経過していたことになります。

体のどこに合併症が起こるかは、どの血管に動脈硬化が進行しているかによって決まります。誰でも同じ期間で、同じ合併症が起こるわけではありません。

そこでこれから、糖尿病の主な合併症について説明していきます。その怖さを知れば、まだ自覚症状がない人も危機感をもってもらえると思います。

3大合併症「し・め・じ」とは?

糖尿病の合併症のうち、「糖尿病神経障害」と「糖尿病網膜症」、「糖尿病腎症」は、よく起こることから3大合併症と呼ばれています。

神経と目(網膜)、腎臓に合併症が起こりやすいのは、血管が細いからです。末梢神経に血液を送るのは細い血管です。また目や腎臓は細い血管がはりめぐらされています。細い血管ほど血流が悪化しやすいので、合併症が起こりやすいのです。

3大合併症は、それぞれの頭文字から「し・め・じ」と覚えておくと便利です。ではそれぞれの説明をします。

(し) 糖尿病神経障害

「し」は「神経」の「し」です。糖尿病を発症すると、5~10年の間に、**およそ30%**

の人に糖尿病神経障害が起こるといわれています。

よく知られているのが、**手足のしびれや痛み**などの感覚神経の障害です。中には痛みの感覚が鈍ったり、感覚神経がマヒしてしまうこともあります。

このため、痛みを感じにくくなって、ケガやヤケドをしても気づかず、悪化させてしまうことがあります。

自律神経の障害が起こると、体温がうまく調節できなくなり、夏でもないのに汗が出るなど、異常発汗などの症状が出ることもあります。

また自律神経は内臓の動きを調節している神経なので、下痢や便秘などの便通異常や膀胱障害、勃起障害などの症状が出ることもあります。

さらに運動神経に障害が起こると、脳からの指令がうまく伝わらなくなって、顔面マヒで**口元がゆがんだり**、目の筋肉のマヒで**眼球が動かしづらくなる**、といった症状が出てくる人もいます。

㋱ 糖尿病網膜症

「め」は「目」の「め」で、障害が起こるのは目の奥にある網膜です。高血糖を放置していると、5年間で10％、10年間で30％、15年間で50％、20年間で70％と、**糖尿病網膜症**（以下、「網膜症」）を発症する確率はどんどん上がってきます。網膜症による視力低下によって、**毎年約3000人が失明**しているといわれています。

目は左右で補完しながらものを見ているので、どちらかの目が網膜症になっても、初期では自覚できません。そのため、進行するまで気づかないことも多いのです。

網膜の細い血管の動脈硬化が進み、網膜の細胞に酸素や栄養素が送れなくなると、血流を確保するため、新しい血管（新生血管）が生えてきます。ところが新生血管はもろくて破れやすいため、「眼底出血」が起こりやすくなるのです。

眼底出血を繰り返すと、視野がぼやけたり、視野に黒い点が見える「飛蚊《ひぶん》症」、網膜がはがれる「**網膜剥離**《もうまくはくり》」が起こることもあります。網膜剥離が起こると、視力は著しく低下します。

じ 糖尿病腎症

「じ」は「腎症」の「じ」です。**糖尿病腎症**（以下、「腎症」）は、腎臓の細い血管が集まった糸球体という部分が傷ついていく合併症です。

糸球体は血液をろ過して老廃物などを取り除く働きをしていますが、腎症が進行すると血液がろ過できなくなってしまいます。

腎症を発症すると、たんぱく質が尿中に排出され、腎機能も少しずつ低下していきます。さらに進行すると腎臓の機能が失われて、人工透析（もしくは腎臓移植）をしなければ生きていくことができなくなってしまいます。

人工透析は自宅でできる腹膜透析と病院やクリニックで行う血液透析がありますが、一般的な血液透析の場合、週3回、1回4時間程度かかります。これは患者さんにとって大きな負担になり、生活の質の低下をまねきます。

日本人の透析理由の第1位は糖尿病腎症によるものです。透析患者は毎年新たに3万人以上増えていて、そのうちの約40％が腎症で占められています。

また合併症の中でも、腎症は死亡率が高く、米国国民の健康・栄養調査（NHANES）は、2型糖尿病（本書で扱っている糖尿病）から腎症を起こすと、10年以内の累積全死亡リスクが31・1％になると報告しています。

怖い合併症「え・の・き」とは？

3大合併症はゆっくり進行していきますが、合併症の中には命に直結する重篤なものもあります。その1例として、先に心筋梗塞をあげていますが、その他にも、怖い合併症として知られているのが壊疽《えそ》や脳卒中です。

壊疽、脳血管障害（脳卒中）、虚血性心疾患（心筋梗塞や狭心症）の頭文字をとって、この3つの合併症は「え・の・き」と呼ばれています。

え 壊疽

「え」は**壊疽**の「え」です。壊疽とは足が腐ってしまう病気ですが、原因は1つではありません。

まず3大合併症の1つ、神経障害で感覚マヒが起こると、足にケガをしても気づかなくなります。特に足は普段あまり気をつけて見ることがないので、ケガの発見が遅れがちです。

次に糖尿病で血流障害が進むと、血液に含まれるケガを治す成分がとどきにくくなるため、治療しても治りにくくなります。

さらに糖尿病になると免疫力が低下するため、ばい菌などに感染しやすくなります。感染すると傷の治りがいっそう悪くなるため、壊疽を起こしてしまうのです。

また、**「閉塞性動脈硬化症」**といって、足の動脈硬化が進行して血流が途絶えてしまう合併症があります。血流が途絶えると、そこから先の組織が死んでしまうので、一気に壊疽へと進行することがあります。

足が完全に腐ってしまうと、足や脚を切断しなくてはなりません。壊疽を防ぐには、普段から足の状態をチェックすることが大切です。

㋨ 脳血管障害

「の」は**脳血管障害（脳卒中）**の「の」です。脳卒中には、血管が詰まる**「脳梗塞」**と、血管が破れる**「脳出血」**がありますが、糖尿病で多いのは脳梗塞です。

動脈硬化により脳の血管が狭くなり、さらに完全に詰まってしまうと、血流が途絶えます。するとその先の脳細胞が死んでしまい、機能が失われます。

症状としては、右半身か左半身がマヒして動かなくなったり、言葉がうまく話せなくなったり、意識がはっきりしなくなることもあります。

どの血管が詰まるかによっては、命を失うこともあります。また死に至らない場合でも、多くの場合、後遺症が残ります。

き 虚血性心疾患

「き」は**虚血性心疾患**の「き」です。虚血性心疾患とは、心臓へ血液を送る太い血管（冠動脈）の血流が悪くなって起こる病気で、**狭心症**と**心筋梗塞**があります。

狭心症は心臓への血流の悪化によって、胸が激しく痛んだり、苦しくなるといった症状が出ます。

一方、冠動脈が完全に詰まり、血流が途絶えるのが心筋梗塞で、胸がしめつけられるような激痛があります。治療が遅れると死亡することも珍しくありません。

虚血性心疾患と脳血管障害は、糖尿病特有の合併症ではありませんが、糖尿病患者では発症リスクがより高くなることがわかっています。

合併症を防ぐためにはヘモグロビンA1cを7・0%未満に

糖尿病の3大合併症と3つの重篤な合併症について説明しましたが、糖尿病の合併症はこれだけではありません。肺炎などの感染症、白内障や緑内障、歯周病なども、糖尿病があると発症しやすくなります。

しかしどんな合併症であれ、発症する前であれば生活習慣を変えることで予防することができます。

合併症予防のための目安となるのが**ヘモグロビンA1cの値**です。日本糖尿病学会では、合併症予防のための血糖コントロールの目標値を7・0%未満としています。

糖尿病と診断され、合併症が心配な人は、まずヘモグロビンA1cを**6・9%以下**にすることを目指しましょう。

薬だけに頼っていると糖尿病は治らない。ヘモグロビンA1cは自力で改善しよう

早食いで起こる血糖値スパイク

糖尿病は「血管病」の1つだといいましたが、血管がダメージを受ける要因の1つに、**「食後血糖値の急上昇」**があります。

前述したように、食事をした後は血糖値が上がりますが、血糖値の上昇スピードが速いと、血管が傷つけられます。

これが繰り返されると、血管の内側の壁が厚く硬くなっていきます。つまり食後血糖値の急上昇は動脈硬化の一因になっているのです。

食後血糖値が急激に上がることを**「血糖値スパイク」**といいますが、最近、テレビの健康番組などでも取り上げられるようになってきました。

というのは、ヘモグロビンA1cや空腹時血糖値が基準値を超えていなくても、血糖値スパイクを起こしている人がいることがわかってきたからです。

では血糖値スパイクはどうして起こってしまうのでしょうか。その原因のほとんどは**「早食い」**です。

血糖値を上げるのは糖質ですから、糖質を多く含む炭水化物などを早食いすると、糖質も速いスピードでブドウ糖に変わり、血糖値を上げます。つまり、早く食べれば食べるほど血糖値は急上昇するのです。

実際、私の患者さんたちに話を聞くと、みなさん早食いです。食事時間が5分という人も珍しくありません。

5分というと、ほとんどかまずに飲み込むようにして食べていることになります。その結果、血糖値は急激に上昇するのです。

正常な人でも起こる血糖値スパイクは、もちろん糖尿病の人でも起こっています。つまり糖尿病になっても早食いを続けていると、血管はダメージを受け続けることになるので、動脈硬化が急速に進んでしまうのです。

血圧やコレステロールも上がる

糖尿病の他、高血圧や脂質異常症も、日本人に多い生活習慣病です。脂質異常症は、血液中の善玉コレステロール（ＨＤＬ-Ｃ）や悪玉コレステロール（ＬＤＬ-Ｃ）、中性脂肪の値に異常が見られる病気です。

高血圧や脂質異常症は、糖尿病と無関係だと思っている人がいますが、実はこの３つは密接な関係にあり、糖尿病の人は血圧や悪玉コレステロールなどが高くなってくることが多いのです。

まず糖尿病で動脈硬化が進むと、血管の柔軟性が失われます。血圧は血管が拡張するときに下がり、収縮するときに上がります。しかし血管が硬くなると、血管が拡張しづらくなり、血圧が上がってくるのです。

高血圧になると、血管の壁に高い圧力がダメージを与え続けるので、動脈硬化がさらに進行します。

また悪玉コレステロールは、体内で発生する**「活性酸素」**という物質によって酸化されることで、動脈硬化を引き起こします。そして酸化された悪玉コレステロールが多くなればなるほど、動脈硬化も進んでいくのです。

ちなみに活性酸素を発生させる要因はさまざまありますが、食後血糖値の急激な上昇も活性酸素を発生させる大きな要因の１つです。

高血圧や脂質異常症は、心筋梗塞（虚血性心疾患）や脳卒中（脳血管障害）のリスクを高めます。これに糖尿病が加われば、さらにリスクは高くなっていくのです。

糖尿病は自分で治せといわれるが…

糖尿病は、医者に頼るだけでは治らない病気だといわれます。実際、糖尿病と診断されると、医師から「食事療法を行うように」といわれます。

しかし、食事療法を真面目に取り組んでくれる患者さんは**極めて少ない**といわざるをえません。

実際、私の患者さんですら、食生活を改善することの必要性を説いても、実行してくれるまでにはかなりの時間がかかります。

その理由の1つとして、医師が食事療法について、詳しく説明してくれないことが考えられます。ただ単に「食べすぎないように」といった程度のことをいわれても、患者さんは具体的に何をどうすればよいのかわかりません。

もちろん、食事療法については、専門家である管理栄養士が指導している医療機関もあります。しかし、その指導にしたがった食事をしているのに、結果が出ない人がとても多いのです。

結果が出ないのは、従来の食事療法のやり方が根本的に間違っているからです。この問題については、第2章で詳しく述べることにします。

教えられた食事療法をきちんと行っているのに、結果が出ないのでは患者さんのモチベーションも上がりません。

また結果が出ないと、「努力が足りない」と患者さんを責める医師もいます。これでは患者さんの心は折れてしまいます。

食事療法で治らなければ薬を出す

食事療法を続けても、ヘモグロビンA1cなどの数値が改善されなければ、たいていの医師は薬を出します。

薬を飲めば確かに血糖値は下がります。患者さんは結果が出るので、食事療法はないがしろにして、薬にばかり頼るようになってきます。

しかし薬だけで血糖コントロールをしていても、高血糖を引き起こす原因は解決されないので、より強い薬が必要になってきます。

そして飲み薬だけで血糖コントロールが難しくなってくると、最終的にインスリン療法を行うことになります。

インスリン療法とは、不足したインスリンを体の外から補充して、血糖コントロールする治療法です。

インスリンは、血糖値を下げるホルモンのことでしたね。ではインスリンが不足するとはどういうことでしょうか。

糖尿病はインスリンの働きが悪くなるインスリン抵抗性によって起こることは、すでにお話しました。

インスリン抵抗性があると、今までと同じ量のインスリンでは血糖値が下げられなくなります。つまり血糖値を下げるには、今までより多くのインスリンが必要になり、分泌されるインスリンの量が増えていきます。

インスリンの量が増えていくと、インスリンを作る膵臓の負担が大きくなります。そしてこの状態が長く続くと、やがて膵臓が疲れきって、インスリンの分泌能力が落ち、最後はインスリンが枯渇してしまいます。

そこで行われるのがインスリン療法です。具体的には、患者さん自身が注射器でインスリンを皮下に補給します。

インスリン療法が必要な患者さんもいる

「インスリン療法」は糖尿病治療の最終手段と思われがちですが、疲れた膵臓を休ませる目的で比較的早期から始める場合もあります。

またインスリン療法が絶対に必要な患者さんもいます。これは本書で扱う糖尿病とは別のタイプの糖尿病ですが、簡単に説明しておくことにしましょう。

本書で扱っている糖尿病は、正しくは**「2型糖尿病」**といいます。2型糖尿病は、生活習慣が原因で起こる糖尿病で、インスリン抵抗性によって高血糖になるものをいいます。ただし前述したように、重症化するとインスリンが不足します。

これに対して、**「1型糖尿病」**という病気があります。これはインスリンを分泌する膵臓のβ《ベータ》-細胞というところが破壊されてしまうことによって起こります。

1型糖尿病は、主に「自己免疫」によって起こる病気です。自己免疫というのは、自分の体の免疫細胞が自分自身の細胞を攻撃することをいいます。

子どもの頃に発症することが多いのですが、1型糖尿病はどんな年代にも起こる難病の1つです。そして1型糖尿病の患者さんにとって、インスリン療法は生命を維持するために不可欠の治療法なのです。

糖尿病の薬は副作用が心配

一方、2型糖尿病のインスリン療法は絶対に必要なものではありません。特に、膵臓を休ませる目的で始めたインスリン療法は、途中でやめることが可能です。

ところが、インスリン療法を始めた患者さんは、「インスリンを打つほうが楽」という人が多いのです。いっぱい食べても、インスリンを打てば食後高血糖もすぐ下がりますから、食事療法よりも楽なのでしょう。

しかしそうやってインスリン療法に頼っていると、インスリンの量（単位）をどんどん増やしていくことになります。

飲み薬にしろ注射薬であるインスリンにしろ、薬には副作用の心配があります。特に気をつけなければならないのが**「低血糖」**です。

低血糖とは血糖値が下がりすぎることをいいます。食事の内容によって血糖値の上がり方は異なりますが、炭水化物が少ない食事などをとると、薬を飲んだり、インスリンを打った後で低血糖を起こすことがあります。

低血糖の症状には、冷や汗やふるえ、動悸、眠気などさまざまありますが、重症になると意識がもうろうとなったり、昏睡状態におちいることもあります。

現在用いられている糖尿病の薬

糖尿病の飲み薬にはさまざまな種類がありますが、その中には低血糖を起こさないものもあります。

参考までに、現在用いられている糖尿病の薬について簡単に説明しておくことにしましょう。なお副作用については、必ず起こるものではありません。

スルフォニ尿素薬（SU薬）は、膵臓のβ-細胞に働きかけて、インスリンの分泌を促す薬です。低血糖や体重増加などの副作用があります。

速効型インスリン分泌促進薬（グリニド薬）は、速効性があり、短時間の膵臓のインスリン分泌を促し、食後高血糖を改善します。低血糖の副作用があります。

DPP-4阻害薬は、膵臓に働くインクレチンというホルモンの作用を強めます。SU薬やインスリンとの併用で低血糖を起こすことがあります。

α-グルコシダーゼ阻害薬（α-GI薬）は、小腸での糖の吸収を遅らせて、食後高血糖を改善する薬です。お腹の張り、おなら、下痢などの副作用があります。

ＳＧＬＴ２阻害薬は、腎臓にある尿細管からブドウ糖の取り込みを抑え、尿中に糖を排泄しやすくする薬です。脱水や尿路感染症などの副作用があります。

ビグアナイド薬は、肝臓が糖を作るのを抑えて、高血糖を改善します。また消化管からの糖の吸収を抑えたり、筋肉などでインスリンの効き目をよくする作用もあります。下痢や吐き気などの副作用があります。

チアゾリジン薬は、脂肪組織、筋肉、肝臓などに働きかけ、インスリンの効き目を改善します。むくみや体重増加などの副作用があります。

薬をなるべく出さないのが栗原流

飲み薬やインスリン療法について説明してきましたが、私は**できるだけ薬を使わない治療を心がけています。**

もちろんヘモグロビンＡ１ｃが９％台、10％台というような場合は、一時的に薬を出すことがあります。しかし数値が改善してきたら、薬の処方をやめることを検討します。

その理由の1つとして、薬を処方すると患者さんが甘えてしまい、食事のことを気にしなくなるからです。

逆にタイミングを見て薬の処方をやめると、薬を飲んでいたときよりも数値がよくなってくるのです。これはどういうことなのでしょうか。

おそらく薬をやめると、患者さんは本気になって、私がすすめる食事法や運動を真面目にやるようになるからだと思います。

数値がよくなれば、患者さんは自分で治そうという気持ちが強くなり、ますます食事や運動をきちんとやってくれるようになるのです。

実際、私のやり方を実行してくれた患者さんに関しては、ほぼ全員、飲み薬もインスリンもやめています。

正しい食事法と運動を行えば、薬に頼らなくても、糖尿病を改善させることは十分可能なのです。

第2章

糖尿病食だと糖尿病は悪化する

従来のカロリー制限では糖尿病は改善しない！
血糖値を上昇させる糖質を減らすのが正しい

いっぱい食べると糖尿病になるのか？

かつて糖尿病は「ぜいたく病」といわれ、高価なものをお腹いっぱい食べる人がなる病気といわれていました。

しかし、別にぜいたくな食生活をしていなくても、糖尿病は発症します。現在、糖尿病患者の数は**約1000万人**と推定されていて、境界型糖尿病（糖尿病予備群）を合わせると約2000万人にものぼるといわれています。しかし、これらの人がすべてぜいたくな食事をしているわけではありません。

ただ肥満と糖尿病には関連性があります。事実、お腹いっぱい食べて体重が増えると、糖尿病を発症する人が多いのです。

また現在行われている健診は「メタボ健診（特定健康診査・特定保健指導）」と呼ばれていますが、これは「メタボリックシンドローム」を発見するための健診です。

メタボリックシンドローム（以下、「メタボ」）とは、**内臓脂肪**（腸などのまわりにつく脂肪）が増えることによって、血糖値、血圧値、脂質値（コレステロールや中性脂肪）に異常が現れる症状（症候群）のことをいいます。

メタボが進むと、それぞれの値がさらに悪化し、やがて糖尿病、高血圧、脂質異常症を発症します。

内臓脂肪は消費されずに余った脂肪の1つですから、内臓脂肪が増える原因は「食べすぎ」です。ですから、いっぱい食べると糖尿病になるというのは、一面では正しいといえるでしょう。

そこで糖尿病の患者さんには、**「カロリー制限」**をした食事療法が指導されます。どのくらいカロリーを減らせばよいのかは、患者さんの身長と体重、運動量などから計算します。例えば、身長170センチメートルで体重75キログラム、デスクワークが中心の会社員なら、1日1600キロカロリー程度になるでしょう。

成人の平均的な摂取カロリーは2000キロカロリー以上なので、1日1600キロカロリーなら400キロカロリー以上、1日1400キロカロリーなら600キロカロリー以上もカロリー制限することになります。

患者さんにとっては、このカロリー制限はとてもつらいものです。食べたいものも食べられず、ストレスもたまります。

ところが、がんばってカロリー制限を続けても、ヘモグロビンA1cや血糖値が思うように改善しない人が圧倒的に多いのが現状です。

結果が出ないと、患者さんはモチベーションが下がるのか、カロリー制限をやめてしまう人も珍しくありません。

またカロリー制限しても、期待したほどヘモグロビンA1cや血糖値が下がらなければ、合併症を防ぐために、医師は薬を処方するかもしれません。

カロリー制限しても糖尿病が改善せず、結局、薬を出してしまうのでは、何のためにカロリー制限が行われるのかわかりません。

糖尿病を悪化させる糖尿病食

糖尿病の食事療法で指導されるのは、カロリー制限だけではありません。3大栄養素のバランスも指導されます。

『糖尿病食事療法のための食品交換表　第7版』（文光堂）によると、食事に占める炭水化物の割合は50〜60％、たんぱく質は標準体重1キログラムあたり1・0〜1・2グラム、残りを脂質で摂取するように定めています。

これにしたがえば、1日にとるカロリー（エネルギー）のうち、半分以上を炭水化物でとることになります。

第1章で述べたように、3大栄養素のうち、血糖値を上げるのは糖質だけです。つまり糖質の比率が多いほど、食後高血糖が起こりやすくなります。

そこで私は、糖尿病の数値がなかなか改善しないのは、この糖質の多い糖尿病食が原因ではないかと考えました。

これも第1章で述べましたが、私のクリニックはオフィス街にあるので、昼食後に来院する患者さんがたくさんいます。そこで患者さんに、来院する前に何を食べてきたか確認することにしたのです。

そして採血して血糖値を調べると、何を食べたときに血糖値が上がるのかがわかります。

例えば、カレーライスやラーメンなど糖質が多い昼食をとった後では、血糖値がグンと上がります。

逆に、ステーキと野菜だけにして、ご飯をあまりとらない患者さんの場合は、血糖値がそれほど上がりません。

糖質が少なければ血糖値は上がらないというのは理論的には正しいのですが、これほどはっきり数値に表われるのには驚きました。

こうしたデータをもとに、私は糖質を減らした食事を指導するようになりましたが、最近はこの考え方が定着しつつあります。


「糖質制限」という言葉を聞いたことがあるでしょうか？　ダイエットをしようと思った人なら、たぶん知っているのではないかと思います。

糖質をとって上昇した血糖値は、インスリンの働きでエネルギーとして利用されます。またインスリンは余った糖質を脂質に変えて、体脂肪として蓄積する働きもあります。

しかし糖質を取らなければ、インスリンが分泌されないので、体脂肪になりません。これが糖質制限の理論です。

もともと糖尿病の食事療法として始まった糖質制限ですが、減量効果もあることから、ダイエット法としても注目を浴びるようになったのです。

ブームが今も続いているのは、すぐに結果が出ることでしょう。糖質をできるだけとらないようにすると、肥満の人は簡単にやせられるのです。

カロリー制限から「主食のちょいオフ」へ

糖質制限のブームも後押ししているのか、最近は糖尿病学会でも糖質を減らすことが検討されつつあります。

事実、先述した『糖尿病食事療法のための食品交換表　第7版』ですが、第6版から変わったのは、炭水化物50％と55％の配分例が掲載されたことです。以前は60％の配分例しか載っていなかったのですから、現実に即した変化ともいえます。ただ、私からすると、まだまだ炭水化物の比率が高いことは否めません。

では糖質制限は、糖質を減らせば減らすほど効果があるのかというと、必ずしもそうとはいえません。

最近の糖質制限では、糖質の1日の平均摂取量は130グラムとなっています。また糖質をそれ以下に抑えることをすすめる医師もいます。

しかしこれでは主食がほとんど食べられませんから、患者さんはストレスがたまり、長続きしないでしょう。

そこで私は、**主食をちょっとオフする（減らす）**ことを提唱しています。だいたいの人は、今食べている**主食の量を1～2割オフ**すれば十分でしょう。

「制限」という言葉はストイック（禁欲的）なイメージがあり、始める前にやる気が失せてしまう人もいるでしょう。でも1～2割程度の「主食のちょいオフ」なら、やってみようと思うのではないでしょうか。

具体的には、男性なら1日250グラム、女性は200グラムとします。ご飯一膳150グラムに約55グラムの糖質が含まれているので、毎食一膳は食べることができます。これなら無理なく続けられると思います。

肝臓専門医だからわかった糖尿病を引き起こす真犯人！脂肪肝と脂肪筋を減らせばヘモグロビンA1cは改善

肝臓病と糖尿病は深い関係がある

私はもともと肝臓病が専門で、大学病院時代から40年以上にわたって研究を続けてきました。その過程で、肝臓病と糖尿病には**密接な関係**があることがわかってきたのです。

糖尿病専門医は決してこのようなことはいいません。肝臓専門医だからこそ、わかることがあるのです。

しかしそれを説明するためには、肝臓病について話す必要があります。ここからしばらく肝臓病について説明しますが、糖尿病を正しく理解するため、飛ばさずお読みください。

肝臓病というと、みなさんどのようなイメージを持っているでしょうか。B型肝炎やC型肝炎、肝硬変、肝臓がんなどは、みなさん知っているのではないしょうか。

また肝臓病はお酒を飲む人に多いので、お酒を飲まない人にはあまり心配しなくてもよいと思っている人も多いのではないでしょうか。

肝臓の病気について簡単に説明しましょう。まずB型肝炎とC型肝炎ですが、いずれもウイルス感染による肝炎で、難病といわれています。

B型肝炎とC型肝炎は、放置すると肝硬変、肝臓がんへと発展しますが、C型肝炎に関しては、最近、飲み薬だけで治癒できるようになりました。

肝硬変は、肝臓が石のように硬くなり、肝臓の機能が低下する病気です。B型肝炎やC型肝炎から肝硬変に至るケースの他、お酒の飲み過ぎで起こるアルコール性肝硬変もあります。

肝臓がんは、肝臓にできた「原発性肝がん」と別の臓器から転移した「転移性肝がん」がありますが、原発性肝がんの原因も、B型肝炎、C型肝炎、アルコール性肝炎によるものがほとんどです。

お酒を飲まなくても肝臓が悪くなる

肝臓がんに発展するのは、ウイルス性肝炎（B型肝炎とC型肝炎）とアルコール性肝炎といいましたが、実はもう1つ、肝臓がんを起こす病気があります。それが**NASH（ナッシュ）**です。

ＮＡＳＨは日本語で「非アルコール性脂肪肝炎」といい、日本国内の患者数は3000万人と推計されています。

「非アルコール性」なのでお酒を飲まない人でも発症します。ＮＡＳＨを放置すれば5～13年のうちに約30％が肝硬変へ進んでしまいます。さらにそこから肝臓がんが発症することもあるのです。

ではＮＡＳＨを発症する原因は何でしょうか。それは「糖質」の過剰摂取です。とりすぎると糖尿病を発症させる糖質ですが、肝臓病も引き起こします。

ＮＡＳＨは必ず「脂肪肝」から始まります。脂肪肝とは肝臓に脂肪が多量につくことをいいます。

とりすぎてエネルギーとして利用されなかった糖質は、インスリンの作用で脂肪として蓄えられます。脂肪が蓄えられる場所で、よく知られているのが内臓脂肪ですが、脂肪肝、すなわち肝臓にも蓄えられるのです。

高級食材のフォアグラは、ガチョウやアヒルに多量のエサを与えて、肝臓を肥大させて作ります。

つまりフォアグラとは脂がたっぷりのったレバー（肝臓）です。脂肪肝とは、人間の肝臓がこのような状態になっていることをいうわけです。

ちなみに、NASHを発症している約3000万人のうち、約1000万人が糖尿病を併発しているといわれています。

脂肪肝から動脈硬化が進む

糖尿病、そして高血圧や脂質異常症で怖いのは動脈硬化を進めることです。第1章で述べましたが、動脈硬化は心筋梗塞や脳卒中のリスクを高めます。

さらに、かつて私が行った研究で、脂肪肝が動脈硬化を引き起こすことがわかってきました。

この研究は1997年に『動脈硬化易発症病態としての脂肪肝の検討』と題した論文として発表しましたが、約2500人を5年間追跡調査し、脂肪肝と動脈硬化の関係を調べたものです。

その結果、脂肪肝は動脈硬化を引き起こす糖尿病や高血圧の発生頻度を高め、心筋梗塞など冠動脈疾患の発生頻度も高めることが明らかになりました。

また、この研究では肥満度と脂肪肝の発生頻度は必ずしも相関しないことも明らかになりました。

一般に、脂肪肝は肥満の人にだけに起こると思われているのですが、実際は正常体重でも脂肪肝が起こることがわかりました。

この研究を行ってから、私の糖尿病の治療も大きく変わりました。つまり糖尿病を治療するには、ヘモグロビンA1cや血糖値だけではなく、肝機能値から脂肪肝の有無も診ていく必要があるということです。

肝臓の数値を知っていますか？

肝臓の数値を知っているでしょうか？　「肝機能値」と呼ばれる数値には、「AST（GOT）」、「ALT（GPT）」、「γ《ガンマ》‐GTP」の3つがあります。健診や糖尿病の患者さんの血液検査では必ず調べる項目です。

３つの数値は、私がすすめる食事法や運動の効果を判定するうえで必要なものです。また今後、この本の中で何度か出てきますから、覚えておいてください。次ページにそれぞれの数値の基準値などをまとめておいたので、忘れたら71ページを参照するようにしてください。

お酒を飲む人はγ－ＧＴＰについて、知っているのではないでしょうか。γ－ＧＴＰはアルコール性肝障害の目安になる数値だからです。

ただ肝臓の状態を知るには、γ－ＧＴＰよりもＡＳＴとＡＬＴが大切です。この２つは肝臓の細胞が壊れると血液中にもれだす成分の値で、高ければ高いほど肝臓が痛んでいることになります。

ＡＳＴとＡＬＴの基準値は、10～30IU／ℓ（以下、単位省略）ですが、17で肝臓に脂肪がつき始めます。

30％以上なら脂肪肝の可能性が高いのですが、20～29は「隠れ脂肪肝」だと思ってください。

２つの数値は糖質をとりすぎる（ＡＳＴはお酒の飲みすぎもある）と上昇するので、血液検査を受けたときは必ずチェックするようにしてください。

3つの肝機能値

ALT（GPT）

一般的な基準値	30IU/ℓ以下
脂肪肝	20～29IU/ℓ
脂肪肝に注意	17～19IU/ℓ
理想値	**16IU/ℓ以下**

アミノ酸を作るときに必要な酵素で、大部分が肝臓にある。脂肪肝や肝炎になるとこの値が高くなる。

AST（GOT）

一般的な基準値	30IU/ℓ以下
隠れ脂肪肝	20～29IU/ℓ
脂肪肝に注意	17～19IU/ℓ
理想値	**16IU/ℓ以下**

アミノ酸を作るときに必要な酵素で、肝臓だけでなく骨格筋や心筋にも含まれているため、ALTとの比較で肝機能を見る。ALTよりも高ければ糖質の取りすぎやお酒の飲みすぎが疑われる。

γ《ガンマ》-GTP

基準値	50IU/ℓ以下

肝臓で作られ、胆汁に排出される酵素で、アルコール性肝障害の目安となる。また脂肪肝やストレスで数値が上昇することもある。

※栗原毅監修『禁酒しないでγ-GTPを下げる本』（宝島社）をもとに作成

生活習慣病は脂肪肝から始まる

すべての生活習慣病は、脂肪肝から始まっています。糖尿病はもちろん、高血圧、脂質異常症も脂肪肝が最初の1歩なのです。

肝臓にたまる脂肪は「中性脂肪」です。中性脂肪はブドウ糖（糖質）が不足したときに使われるエネルギー源ですが、糖質が余ったときは肝臓で中性脂肪に合成され、内臓脂肪や皮下脂肪として蓄えられます。

健康な人でも、肝臓には3～5％の中性脂肪が含まれています。しかし糖質の多い食事を続けていると、中性脂肪が増えていき、10％を超えた状態を脂肪肝といいます。腹部の超音波検査（エコー）を行うと、脂肪肝であるかどうかはすぐにわかります。また血液検査の数値も脂肪肝の目安になります（71ページ参照）。

脂肪肝がさらに進んで脂肪の量が増えると、人間の肝臓もフォアグラのように肥大します。

すると血糖値や血圧、悪玉コレステロール値などが上昇し、糖尿病、高血圧、脂質異常症を発症します。

それとともに動脈硬化も進行していくため、心筋梗塞や脳卒中のリスクも高まっていくのです。

糖尿病の知識が少しある人は、ここまでの話は意外に思われたかもしれません。今までおそらく、内臓脂肪が糖尿病の原因だと思っていたのではないでしょうか。

確かに内臓脂肪も糖尿病を起こす原因の1つではあります。それを調べるのが、メタボ健診の目的でした。

ところが、メタボ健診が実施されても、糖尿病患者の数は減っていません。健診の成果がほとんど上がっていないのです。

成果が上がらない理由の1つは、**内臓脂肪を腹囲の測定で「推定」していること**でしょう。お腹には皮下脂肪もつくので、腹囲だけで内臓脂肪の有無を判定するのは難しいといわざるをえません。

もう1つの理由は、メタボ健診では脂肪肝のチェックをしていないからです。肝機能値は調べますが、肝機能を示すASTとALTの基準値は30以下であれば、そのまますスルーしてしまいます。

私の基準では数値が20を超えたら脂肪肝（隠れ脂肪肝）ですが、メタボ健診では20～29でも肝機能値の異常だとは見なされないのです。

異所性脂肪が糖尿病を引き起こす

糖尿病は肥満によって起こる病気だといわれています。肥満かどうかを判定するのによく利用されるのが肥満指数（ＢＭＩ）です。

日本肥満学会の判定基準では、ＢＭＩが18・5～25未満が普通体重、25以上を肥満としています。

ＢＭＩは「体重（kg）÷｛身長（m）×身長（m）｝」で求められます。例えば、体重が80kgで、身長１７０㎝の人なら、「80÷｛１・７×１・７｝＝27・68（小数点第３位以下四捨五入）となりますから、この人は肥満ということになるわけです。

ただ、ＢＭＩでは肥満と判定されないのに、糖尿病を発症する人がたくさんいるのです。これはいったいどういうことなのでしょうか。

実はBMIで肥満を判定するのは問題があるのです。今、内臓脂肪や脂肪肝が糖尿病の原因であるといいましたが、こうした体脂肪がどのくらいあるかは、身長と体重だけではわかりません。

アスリートのように体を鍛えている人は、体脂肪が少ないけれども、筋肉量が多いので、BMIによる標準体重を超えている人がたくさんいます。つまり問題にするべきなのはBMIではなく、体脂肪なのです。

体脂肪には皮下脂肪と内臓脂肪があり、糖尿病は内臓脂肪によって引き起こされると、一般的にはいわれてきました。

ところが体脂肪には、もう1つ、第3の脂肪と呼ばれる**「異所性脂肪」**というものがあるのです。

異所性脂肪は**「本来あるべきところでない場所にある脂肪」**という意味ですが、脂肪肝もその1つです。肝臓に異所性脂肪がたまった状態が脂肪肝なのです。

ではどうして肝臓に脂肪がたまるのでしょうか。それは血糖を「グリコーゲン」という形に変えて、エネルギー源としてためこむ働きが肝臓にあるからです。

肝臓でグリコーゲンを合成するにはインスリンが働かなくてはなりません。ところが脂肪肝があると、インスリンが効きにくくなるため、肝臓から糖を放出してしまうのです。

放出された糖は、再び血液に戻り、血糖となって全身をめぐります。その結果、血糖値が上昇します。

霜降り筋肉が糖尿病を悪化させる

もう1つ、異所性脂肪がたまりやすい場所に**骨格筋**があります。骨格筋とは**全身の骨格を支える筋肉**のことで、ここに異所性脂肪がたまった状態を**「脂肪筋」**といいます。糖尿病で脂肪肝がある人は、脂肪筋もついている可能性があります。

脂肪筋は「霜降り肉」を思い浮かべるとわかりやすいでしょう。霜降り肉は、肉の繊維の間に「サシ」と呼ばれる脂肪がついた肉のことをいいます。

例えば「A5ランクの松阪牛」などの高級和牛は、サシがたっぷり入っていますが、あれが脂肪筋なのです。脂肪筋のついた牛肉が珍重されるのは、脂肪のうまみがたっぷり味わえるからです。

しかし、人間の場合は脂肪筋が増えても、よいことは1つもありません。特に脂肪筋がつきやすいのは、大腿四頭筋などの太ももの筋肉です。全身の骨格筋のうち、7割は下半身が占めています。糖尿病の人は、ここがA5ランクの松阪牛のような脂肪筋になっている可能性があるのです。

筋肉は血糖を取り込んでエネルギーにします。また取り込んだ糖の一部はグリコーゲンとなって筋肉に蓄えられます。

筋肉に蓄えられるグリコーゲンは肝臓よりも多く、体内のグリコーゲンの8割以上が筋肉に蓄えられるといわれています。

ところが脂肪筋になると、筋肉に血糖を取り込むインスリンの働きが悪くなり、インスリン抵抗性が生じます。

その結果、筋肉に血糖をしっかり取り込むことができなくなります。筋肉に取り込まれなかった血糖は全身をめぐるので、血糖値が上がってくるのです。

糖質をちょいオフして
たんぱく質をとり、
筋肉を増やさないと
糖尿病は治らない

筋肉量が減ると霜降り肉になりやすい

肝機能を示すASTとALTの値が高くなった人は、脂肪肝だけではなく、脂肪筋もついている可能性があります。

その目安となるのは、脂肪肝と同じで、17以上なら脂肪筋もつき始めていると考えられます。そして数値が20を超えていれば、明らかに脂肪筋があるといって間違いないでしょう。

脂肪筋が最もつきやすいのは、前述したように太ももの筋肉、もっと詳しくいうと、**太ももの前面の筋肉（大腿四頭筋）**です。ここの筋肉量が少なく筋力が弱い人ほど、脂肪筋がつきやすくなります。これはどうしてなのでしょうか。

大腿四頭筋がしっかりついていると、少々食べすぎても、余った糖はグリコーゲンとして筋肉に蓄えられます。

グリコーゲンは、すぐに燃えるエネルギー源なので、どんどん歩けば消費することができます。

ところが大腿四頭筋が少ないと、筋肉に糖を蓄えておくことができません。すると糖は中性脂肪に変えられ、脂肪筋となって筋肉の間にたまっていきます。この状態を知る目安になるのがＡＳＴとＡＬＴの値なのです。

特に大腿四頭筋が極めて少なく、太ももがブヨブヨになっているような人は、ＡＳＴとＡＬＴが１桁でも脂肪筋になっていることがあります。

このような筋肉量が少なくて、かつ体脂肪が多いことを**「サルコペニア肥満」**といいます。

「サルコペニア」は**「筋肉量が減少し、筋力や身体機能が低下している状態」**のことをいいます。一方、サルコペニア肥満は、サルコペニアと肥満が合併した状態のことで、サルコペニアだけ、あるいは肥満だけの人より糖尿病などのリスクが高まることがわかっています。

サルコペニア肥満の原因の１つに、必要な栄養素がとれていないことがあげられています。中でも不足しているといわれる栄養素が、**たんぱく質です。**

たんぱく質は筋肉の材料になる栄養素です。高齢になると、肉などの脂っこい食事が苦手になり、あっさりしたものを好むようになるといわれますが、その結果、たんぱく質の摂取量が少なくなり、筋肉量が減少していくといわれています。

一方、肥満の原因は糖質のとりすぎです。筋肉量が少なくなると、基礎代謝量（動かなくても消費するエネルギー）が減るので、普通に食べているつもりでも、糖質が余って脂肪肝や脂肪筋、内臓脂肪がたまっていくのです。

食べる力が衰えると足の筋肉も衰える

高齢者がたんぱく質不足になる理由として、「あっさりしたものを好むようになる」といいましたが、それは本当なのでしょうか。実は高齢者が肉を食べなくなるのは、食べる力の衰えと関係があるのです。

サルコペニア（サルコペニア肥満も含む）が進むと**「フレイル」**に移行するといわれています。

フレイルとは**「虚弱」**を意味する医学用語で、「加齢にとともに心身の活力が低下し、健康障害を起こしやすくなった状態」のことをいいます。

例えば、太ももの筋肉量が著しく低下して歩けなくなると、外出を避けるようになり、筋力はさらに低下し、体力も落ちてきます。この状態がさらに進めば、寝たきりになってしまいます。


医学的なフレイルの概念は心の問題なども含め、とても幅広いのですが、その1つに**「オーラルフレイル」**があり、現在、医科と歯科の両方から注目されています。

オーラルフレイルとは**「口腔機能の虚弱」**を意味しますが、食べこぼしたり、かめない食品が増える、といった症状から始まります。

加齢による筋力低下は、全身の筋肉におよびますが、食べものをかむための「咀嚼《そしゃく》筋」や、飲み込むための「嚥下《えんげ》筋」なども衰えてきます。以降、これらの筋肉のことをわかりやすく「口の筋肉」と表現します。

口の筋肉が衰えると、肉などの硬いものがかめなくなるため、やわらかい食べものを好むようになります。すると口の筋肉を使わなくなるため、口の筋肉はさらに低下していきます。

その結果、肉などのたんぱく質の摂取量が減ってくるため、太ももの筋肉量も減少します。つまり食べる力が衰えてくると、歩くための足の筋肉まで衰えるのです。

アルブミンの値を4・4以上に

筋力低下に陥らないように、たんぱく質がしっかりとれているかどうかは、血清アルブミン（以下、「アルブミン」）の数値を見ればわかります。

アルブミンは血液の中に含まれるたんぱく質の一種で、総たんぱくの約6割を占めていて、低栄養になっていないかを調べる指標となるものです。

この数値が低いと、肝臓の障害が疑われることもあるので、肝臓専門医の私は血液検査で必ず調べるのですが、残念ながらメタボ健診などではアルブミンは項目から外れています。

アルブミンの基準値は3・8～5・3g／dℓ（以下、単位省略）ですが、この値が高い人ほど長生きであることがわかっています。ちなみに、私はアルブミン値を4・4以上にすることを提唱しています。

筋肉量を増やす新しい食事療法

アルブミンは、筋肉量の目安となる値ですが、前述したように、筋肉量が減ると脂肪筋がつきやすくなります。

脂肪筋はインスリン抵抗性を起こして、血糖値を上げる要因の1つですから、最終的には脂肪筋を減らさなければなりません。

そこで必要になるのが運動です。糖尿病の患者さん自身がやらなければならないのは、食事療法だけでなく運動療法も必要です。そして体脂肪を燃焼させるためには運動が欠かせないといわれています。

しかし、ただやみくもに運動をしても、脂肪筋は燃えません。特に太もも（大腿四頭筋）の脂肪筋は、筋肉量が少ないほどたまりやすくなるので、筋肉量を増やさないと、脂肪筋を燃やすことができないのです。

この運動のやり方については、第5章で説明しますが、筋肉が少ない人が筋トレなどの運動を始めると危険な場合もあるので、注意しなければなりません。

血清アルブミン値と生存率

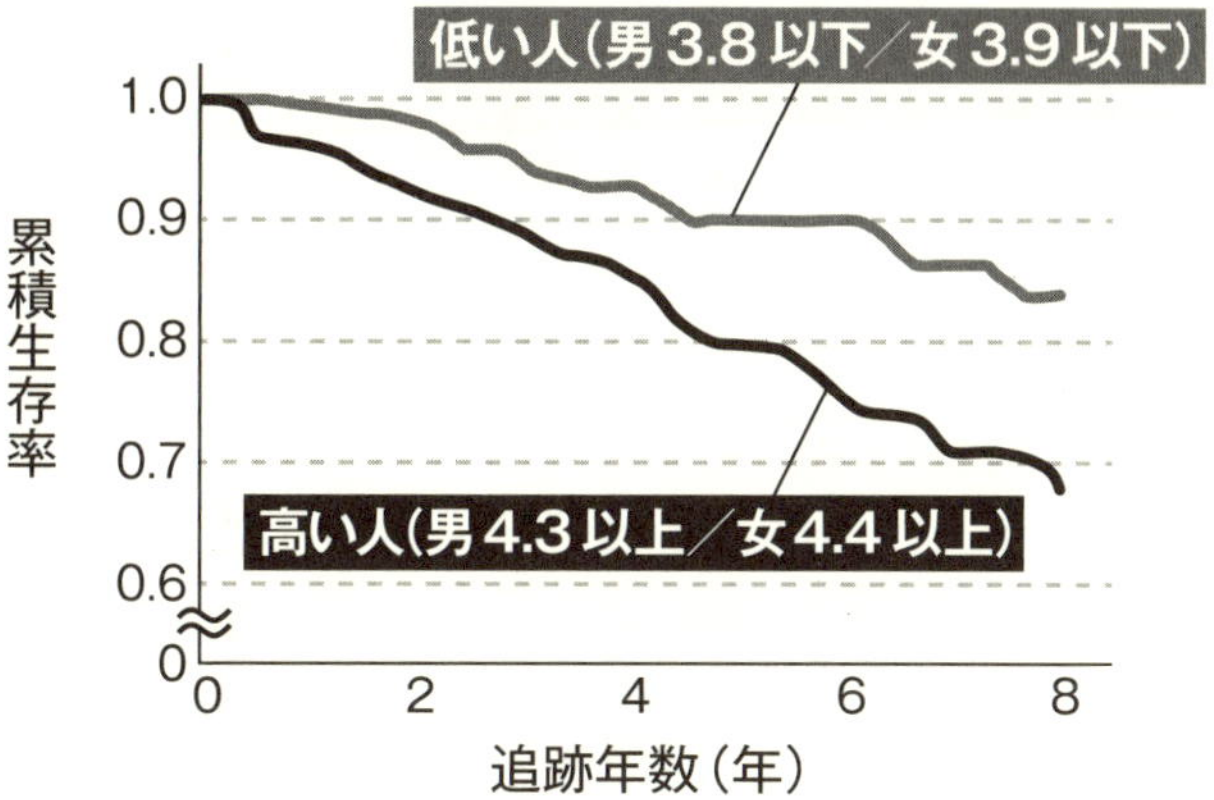

出典／Age and Aging,1991:20,H.Shibata et al.をもとに作成

筋肉量の20歳からの変化率

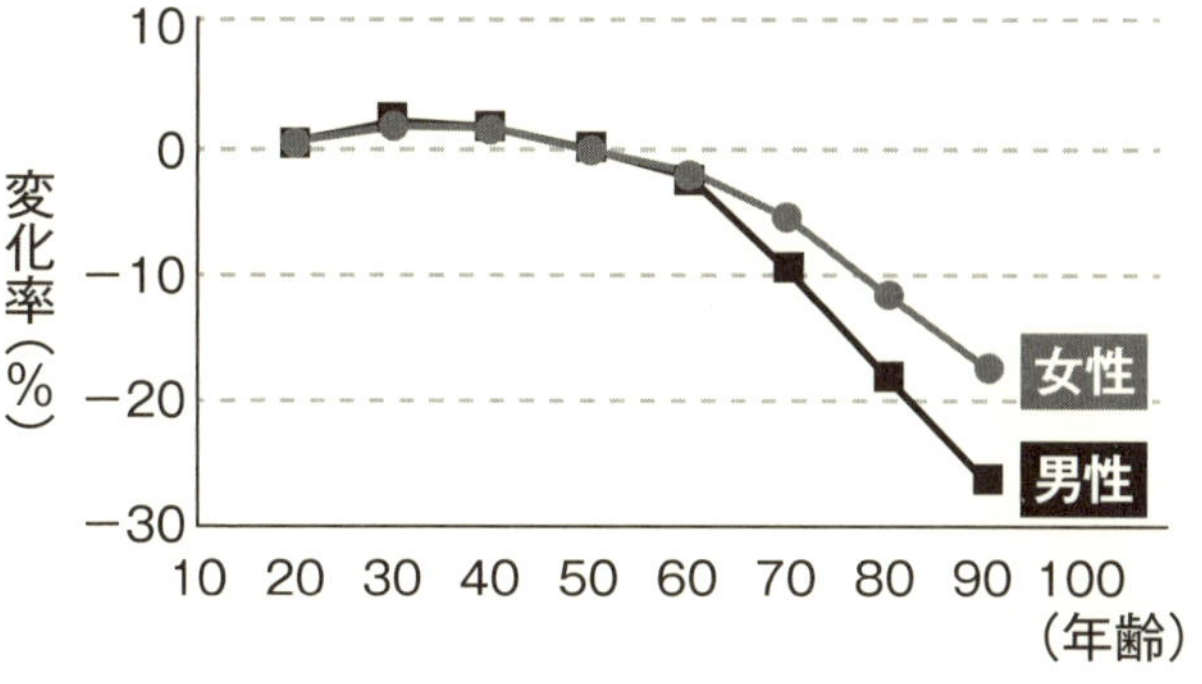

出典／「日本の筋肉量の加齢による特徴」日本老年医学2010：(47) 52-57をもとに作成

運動してもよいかどうか、その指標となるのがアルブミン値です。その理由についても第5章で説明しますが、ここでは「運動は筋肉の原料であるアルブミン値が4・4以上になってから始める」とだけ覚えておいてください。

運動の前にやるべきことは、食事でアルブミン値を増やして、筋肉量を増やすことです。では実際に、どのような食べ方をすればよいのでしょうか。

筋肉量を増やす食べ方の基本は、たんぱく質を増やして、糖質を減らすことです。この食べ方をすれば糖尿病は改善します。

前に述べたように、従来の糖尿病の食事療法は、カロリー制限をして、なおかつエネルギー源の半分以上を糖質でとるというものです。これではどうしてもたんぱく質が不足しがちです。

たんぱく質は筋肉の材料ですから、十分にとらなければ減少した筋肉量は増えないのです。

85ページに、アルブミン値が高い人ほど長生きであることを示したデータを掲載しましたが、これはたんぱく質をしっかりとっている人ほど、寿命が長いことを明らかにしています。

よく**「肉を食べる高齢者は長生き」**といわれますが、肉は効率よく摂取できるたんぱく源の1つなので、正しいといえます。

もちろん大豆製品など植物性のたんぱく質もありますが、アルブミン値を4・4以上にするには、植物性たんぱく質だけでは難しいでしょう。

糖質は減らせば減らすほどよい？

一方、減らす栄養素である糖質はいくら減らしてもよいのでしょうか。最近は、糖質制限ダイエットがブームになっていることもあり、主食をほとんどとらないという人も増えてきました。

事実、前述したように、やせるために必要なのは、カロリー制限ではなく、糖質制限です。糖質をとらなければ、体脂肪を増やすホルモンであるインスリンが分泌されないので、早くやせられるとみなさん考えがちです。ところが厳しい糖質制限を行うと、脂肪肝になってしまうことはあまり知られていません。

前述したように、健康な人の肝臓には、3～5％の中性脂肪が蓄えられています。この中性脂肪は肝臓が円滑に働くための潤滑油の働きをしています。

肝臓の中性脂肪が30％を超えると脂肪肝と診断されるわけですが、極端な糖質制限でも脂肪肝になります。

厳しすぎる糖質制限を行うと、中性脂肪を合成する材料である糖質が入ってこないので、肝臓に蓄積されている中性脂肪がすぐ枯渇してしまいます。つまり潤滑油がなくなってしまうのです。

すると肝臓が正常に機能できなくなるため、大脳が飢餓状態に陥ったと勘違いして、全身のいたるところから中性脂肪を集めて肝臓に送り込みます。

これは**「ダイエット脂肪肝」**と呼ばれ、最近増えている脂肪肝の1つです。1カ月で3キログラム以上体重を落とすと、脂肪肝が起こることが知られています。特に極端な糖質制限を行うと、1週間で脂肪肝になってしまう人も珍しくありません。

また極端な糖質制限を行うと同時に、激しい運動をすると最悪の場合、腎不全に陥ることもあります。

例えば、1日の糖質を30〜40グラムくらいまで制限して、激しい運動をすると、自分の筋肉を壊してエネルギーにすることがあります。

筋肉にはミオグロビンというたんぱく質が大量に含まれています。ミオグロビンは、赤血球のヘモグロビンを運ぶための酵素を筋肉がもらうために必要なものです。

激しい運動によって筋肉が壊れると、筋肉から大量のミオグロビンが血液中に放出されますが、ミオグロビンは腎臓の尿細管に詰まりやすいので、尿細管が詰まって腎不全を起こしてしまうことがあるのです。

一歩間違えば、腎臓が働かなくなって、死にいたることもあるのですが、早くやせようと、極端な糖質制限と激しい運動を行って腎不全を起こした人を何人か知っています。

糖質はちょっと減らすだけでよい

このように自己流の極端な食事療法や運動療法は、危険なことが多いので注意してください。

糖質制限の目安は、すでに述べたように、男性250グラム、女性200グラム（63ページ）の「主食のちょいオフ」です。

ご飯茶碗1杯（150g）の糖質が約55グラムですが、丼ものなどはご飯の量が多い（280グラム）ので、ご飯を完食すると糖質は100グラムを超えてしまいます。丼物のご飯は、ちょいオフして少し残すとよいでしょう。

ラーメンやうどんなどのめん類は、上に載る具材にもよりますが、1杯で糖質が60～90グラムくらいになります。いつも大盛りを頼んでいるなら、普通盛りにすることでちょいオフできます。

6枚切り食パン1枚（60グラム）の糖質量が約27グラムです。3枚食べていた人は、2枚にちょいオフするとよいでしょう。

主食をちょいオフすることによって、食後血糖値の上昇が抑えられ、インスリンの分泌も少なくてすみます。

インスリンの分泌が少なければ、糖質が体脂肪として蓄えられないので、インスリン抵抗性を引き起こす脂肪肝が改善し、内臓脂肪も減っていきます。その結果、糖尿病がよくなっていくのです。

第3章

肉と卵だけで ヘモグロビンA1cは下がる

食後血糖値を急上昇させる食事の「早食い」を改めてゆっくり食べるだけで糖尿病はどんどんよくなる

肉と卵を食べる前にやるべきこと

この章のタイトルは**「肉と卵だけでヘモグロビンＡ１ｃは下がる」**ですが、糖尿病の改善のために、積極的に食べてほしい食品は**肉と卵だけで十分**です。

私の患者さんも、肉と卵をいっぱい食べるように指導すると、アルブミン値（84ページ）が上がってきて、同時にヘモグロビンＡ１ｃなどの数値が改善することがわかっています。

肉と卵を食べるだけで糖尿病がよくなるなら、とても簡単ですね。ただ、増やすべき食品は肉と卵だけですが、その前に食べ方も改めてほしいのです。

その食べ方とは、ゆっくり食べることです。第1章で「早食い」をすると、血糖値スパイクが起きて血管にダメージを与えるということを述べました（43〜44ページ）。「主食のちょいオフ」をして、糖質を減らしても、早食いしていると食後血糖値が急上昇し、血管を傷つけて動脈硬化を進めます。

私はレストランで食べている人たちを観察したり、患者さんにもどのくらい時間をかけて食べているかよく聞くのですが、今の日本人は食べるのがとにかく早いのです。食べ始めてから5～10分ほどで食べ終える人も珍しくありません。実はこの早食いが、糖尿病を悪化させる大きな要因の1つです。

そのため、私は患者さんに「好きなものをいくら食べてもいいから、ゆっくり食べるようにしてほしい」ということを伝えます。そして、これができた人は糖尿病が改善してくるのです。

ゆっくり食べることを心がけると、食後高血糖の急上昇が防げる他、食べすぎを防ぐ効果もあります。

私たちが満腹感を感じるのは、**「レプチン」**というホルモンの働きによるものです。レプチンはインスリンの刺激を受けると作られ、脳の視床下部にある満腹中枢に働きかけて**食欲を抑えます**。

またレプチンは、交感神経（活動するときに優位になる自律神経）を活性化させて体脂肪を燃焼させて**肥満を抑制**する作用もあります。

ところがレプチンが視床下部に伝わるのは、食事を始めてから、およそ20〜30分といわれています。

このため、5〜10分くらいで食べ終えてしまうと、満腹感が得られないので、もっと食べたいと思い、ご飯のおかわりなどをしてしまうのです。

箸置きのアイデアは誰も試してくれなかった

ゆっくり食べれば糖尿病がよくなるのは間違いありません。ところが、これをやってくれる患者さんはごく少数なのです。

これは早食いの習慣を変えるのが難しいことを意味しています。「ゆっくり食べるだけでいいから始めてほしい」といっても、なかなか実行してくれないのです。

早食いを改めるため、私が行っている方法を患者さんにすすめたことがあります。それは箸置きを使うことです。

食べるのが早い人を観察するとよくわかりますが、箸を手にずっと持ったままで、置くということがありません。

実は私自身も仕事が忙しいので、やや早食いの傾向があり、それを改めるために箸置きを使うことを思いつきました。

箸置きを使ってゆっくり食べる習慣が定着してからは、箸置き集めが趣味になり、学会などで地方に行ったときは、その地方の箸置きをお土産に買ってくるようになりました。

そんな箸置きの一部を診察室に置いておき、患者さんに見せて「こういうのを使うと早食いしないようになるよ」とすすめるのですが、箸置きを使って早食いをやめた患者さんは1人もいませんでした。それほど早食いの習慣を改めるというのは難しいことなのです。

カレー、牛丼、そば定食は血糖値を上げる

第1章で、昼食を食べてから来院する患者さんの血糖値を測定していると書きましたが、食後血糖値を上げるメニューのワースト3は、カレーライス、牛丼、そば定食でした。

理由は3つとも、早食いしやすい食べものだからです。カレーライスの好きな患者さんに「もう少しゆっくり食べられませんか?」と聞くと、「先生、カレーライスは飲みものなんですよ」という答えが返ってきたことがあります。

要するに、ほとんどかまずに流し込むような食べ方が、カレーライスの1番おいしい食べ方だというのです。こういう人は、カレーライスのライスも大盛りにしてしまうのではないでしょうか。

牛丼も「ファストフード（すばやく準備でき、すぐ食べられる食品）」と呼ばれるくらいですから、みんな食べるのが早いですね。汁気の多い「つゆだく」を頼む人が多いのは、そのほうが流し込みやすいからでしょう。

そば定食というのは、そば屋の昼食のメニューですが、そばに炊き込みご飯などがセットになっている定食です。そばは早食いしないとおいしくありませんし、ご飯とのセットでは糖質の量が多くなります。そのため、食後血糖値を急上昇させてしまうのです。

めん類ではラーメンも早食いしないとおいしく感じられない食べものです。ラーメンを食べる時間は、早い人なら5分もあれば十分です。

会社員の昼食に、こうしたメニューが好まれるのは、「早く食べたい」からなのでしょう。こういう人たちは「食事に時間をかけるのはもったいない」と思っているのではないでしょうか。

早食いを改めるにはどうすればよい？

日本人の早食いの背景の1つに、接待や上司との飲み会があるのではないかと私は思っています。接待は会話の場ですから、いつまでも口をモグモグやっていては失礼にあたると、ほとんどかまずに、ビールなどで流し込みます。

上司との飲み会も同じです。これも会話が大きな目的の1つなので、口に食べものを入れたら、すぐ飲み込んでしまわないといけません。

私の患者さんで、毎日接待が続いていることが原因で、糖尿病を悪化させてしまった人がいます。

接待は夜7時から始まって、9時に終わります。料理はフルコースで、一品ずつ順番に運ばれてくるのですが、会話しないといけないので、一品出てくるたびに、ほとんどかまずに飲み込んでいるといいます。それがよくないという話を私から聞いたところ、その患者さんは接待のやり方を改めました。

まず接待の時間を**6時から9時半**までに変更しました。それまで2時間で食べていたのを3時間半にしたのです。また取引先の人に、「食べている間は話すのをやめましょう」と提案したのです。

すると、ゆっくり食べられるようになり、最後に出てくるご飯ものをガーッとドカ食いすることもなくなったというのです。もちろん、それは検査結果にも表われ、糖尿病が大きく改善しました。

ゆっくり食べるための工夫

また最近は「働き方改革」などといわれますが、会社員の多くは遅くまで残業しているのが実情です。夜の9時、10時まで残業しているという人も珍しくありません。

すると通勤時間が1時間としても、自宅に帰るのが10時とか11時くらいになってしまいます。

帰る頃には空腹感がピークに達していますから、糖質の多いものをドカ食いする人が実に多いのです。これを改めることも必要でしょう。

こういう場合は、夕方に軽い食事をしたほうがよいのですが、それは難しいでしょう。クッキーなどのお菓子をつまむ人もいますが、糖質なので血糖値が上がります。空腹感が治まっても、すぐに血糖値が下がるので、また空腹感がやってきます。食べるお菓子も積み重ねれば糖質のとりすぎになってしまいます。

むしろ間食するなら、ゆで卵とかサラダチキンとか、糖質が少なくたんぱく質が多いものをとると、血糖値が上がらず、空腹感をまぎらわせることができます。

そして自宅に帰ったら、あわててご飯を食べるのではなく、ゆっくり食べることを心がけるようにするとよいのです。

昼食はあわただしいので、ついつい早食いになってしまう人が多いと思いますが、会社の仲間と一緒に食べに行くと、自分のペースで食べられないので、ゆっくり食べることが難しくなります。

ですから、糖尿病の患者さんには1人で食べに行くことをすすめています。そしてメニューは、丼ものやめん類ではなく、定食を選ぶようにします。ご飯とみそ汁、主菜と副菜のある定食のほうが、ゆっくり食べやすいからです。

30回かんで唾液を出すことが大事

ゆっくり食べるには、よくかまないといけません。回数をきちんと数える必要はありませんが、私は30回程度かんでから飲み込むようにと指導しています。

かむことで栄養素の吸収もよくなります。特に肉などはよくかんで食べないと、たんぱく質の吸収が悪くなります。この食べ方では、肉をいっぱい食べていても、肉が消化されないためアルブミン値が上がってこない可能性もあります。

またよくかむことで唾液が分泌されます。唾液には消化酵素が含まれているので、消化をよくして胃腸の負担を減らす他、口の中（口腔内）をきれいにします。

実は糖尿病の改善にとって、**口腔内をきれいにする**ことはとても大事なのです。詳しくは第6章で述べますが、唾液の殺菌作用によって、口腔内の悪玉菌を減らすと、糖尿病を悪化させる歯周病のリスクを減らすことができるのです。

肉と卵をしっかり食べれば
筋肉量が増えて糖尿病が改善。
主食のちょいオフだけでなく
糖質の多い野菜にも注意！

肉を食べないと筋肉が増えない

肉や卵の摂取量を増やさなければならないのは、第2章で述べたように、従来の糖質を全体の50～60％とした食事療法によって、必要なたんぱく質が十分にとることが難しくなっているからです。

たんぱく質は筋肉を作る材料なので、摂取量が減ると筋肉量が減少し、脂肪筋（筋肉の中につく脂肪）がつきやすくなります。

そして脂肪筋が増えると、インスリン抵抗性（インスリンの効き目が悪くなる状態）が起こるため、糖尿病が治りにくくなってしまうのです。

食事からとったたんぱく質は、すべて筋肉の材料になるわけではありません。たんぱく質は皮膚や臓器、細胞などの構成材料でもあるため、つねに一定量をとらなければならない栄養素です。不足すれば筋肉を分解して、筋肉以外に必要なたんぱく質を補おうとします。そのため、ますます筋肉量が減少してしまうのです。

1日のたんぱく質摂取量の目安は、体重1キログラムあたり1グラムといわれています。

体重70キログラムの人なら70グラム、体重50キログラムなら50グラムのたんぱく質をとらなければなりません。

豚肉や牛肉なら、100グラムでおよそ20グラムのたんぱく質がとれます。卵は大玉（L玉）1個で約10グラムのたんぱく質がとれます。また最近ブームになっているサバ缶も、1缶で約20グラムのたんぱく質をとることができます。

しかし、食べたたんぱく質はすべてアミノ酸に分解されて吸収されるわけではありません。加齢などにより、栄養素の吸収率が下がってくる人もいます。

このような吸収率の問題があるため、実際にはたんぱく質を、**この目安より多くとる必要がある人もいる**のです。

たんぱく質が十分とれているかどうかは、血液のアルブミン値を調べればわかります。理想のアルブミン値は4・4以上といいましたが、患者さんを診ていると、アルブミン値が4・0未満になると気力や活力がなくなり、逆に4・5くらいになると見違えるほど元気になる印象があります。

肉や卵はどれくらい食べればよいか?

1日にとるべきたんぱく質の量

＝体重と同じグラム数以上

※60kgの人なら60g以上

含まれるたんぱく質量の目安

食品	たんぱく質量
肉100g	20g
サバ缶1缶	20g
卵1個	10g
豆腐半丁	10g

60gのたんぱく質をとるには?

肉150g＋卵2個＋豆腐半丁
肉200g＋卵2個
サバ缶1個＋卵4個
肉200g＋サバ缶1個　など

※肉の種類や部位、卵の大きさなどによっては目安量に満たない場合があります。目安量より多めにとるように心がけましょう

※栗原毅監修『ズボラでも中性脂肪・コレステロールが下げられる!』(宝島社)より作成

「卵でコレステロール値が上がる」はウソ

世の中には肉が苦手という人もいます。その場合は卵でたんぱく質を補うようにしましょう。

糖尿病の人は、高血圧や脂質異常症を合併していることが多いのですが、かつて脂質異常症（以前は高脂血症と呼ばれていた）の人は卵を制限されていました。

その理由は、卵の黄身に多く含まれるコレステロールが悪玉コレステロール（LDL-C）を増やすからだといわれていました。

このため、悪玉コレステロールが高い人は「卵を食べてはいけないのではないか？」と思っている人も多いのではないでしょうか。

コレステロールは細胞膜の材料やホルモンを作るために必要なものです。そのため、体の中では必要に応じてコレステロールが合成されています。

またコレステロールは食べものにも含まれています。昔は「コレステロールが多いのでイカやタコ、エビは控えたほうがよい」といわれていたものですが、中でも断トツで控えるべきといわれていたのが卵でした。

しかし近年、食品からのコレステロール摂取量を減らしても、コレステロール値が低下する根拠がないことがわかってきました。

そして2015年、厚生労働省は日本人の食事摂取基準からコレステロールの上限値を撤廃しています。ですから、肉が苦手な人は卵をたくさん食べて、たんぱく質を補給するようにしてください。

野菜は食べなくてもよい？

糖尿病のやり方で、最近よくいわれるようになったのが**「野菜の先食べ」**です。野菜を意味する英語の「ベジタブル（vegetable）」から、「ベジ・ファースト」ともいいます。

やり方は簡単で、食事をするときは、野菜から食べればよいのです。野菜に含まれる水溶性食物繊維は、糖質の吸収をゆるやかにする働きがあるため、その後にご飯を食べると、血糖値の上昇がゆるやかになるのです。

つまり野菜の先食べをすることによって、食後血糖値の急上昇が抑えられるというわけです。

血糖値がゆるやかに上がれば、インスリンの分泌も少なくてすむので、インスリンを分泌する臓器である膵臓の負担も軽くなります。

さらに最初に食べる野菜をよくかんでゆっくり食べれば、それだけで満腹感が得られるため、後で食べるご飯の量を減らせるのです。


この方法は肥満の人などには有効であることが多いので、私もすすめているのですが、やせている人や加齢とともに食が細くなった人にはすすめられません。アルブミン値が低下している可能性があるからです。

少食になったという自覚がない人でも、血液検査をしてみたら、アルブミン値が4・4未満であることもあります。

こういう人が野菜を先に食べて、お腹いっぱいになってしまうと、肉や魚などの主菜が食べられなくなり、アルブミン値が上がってきません。

こうした人は、**むしろ「肉の先食べ」**のほうが効果的です。肉を先に食べることで、たんぱく質をしっかりとることができるからです。

では野菜は食べなくてもよいかというと、まったく食べなくてよいという意味ではありません。

野菜も適度に食べる必要はありますが、糖尿病改善のための優先順位としては、肉や卵のほうを先に食べたほうがよいのです。

肉の先食べで高血糖が改善した

肉の先食べでも食後高血糖は改善できます。まず肉を食べて、次に野菜ではなく、ご飯を食べた場合でも、食後血糖値は上がらないのです。この事実は、関西電力医学研究所が行った研究でも明らかにされています。

この研究では、2型糖尿病（本書で扱っている糖尿病のタイプ）の患者12名と、健康な人10名を対象に、主食（米飯）を先に食べた場合と、主食より15分前に主菜（肉

＝牛肉の網焼き、魚＝サバの水煮）を食べた場合を比較しました。

結果は、どちらのグループも「肉が先」で約40％、「魚が先」で約30％も、血糖値の変動量（上がり下がりの幅）が小さくなりました。


肉や魚を先に食べると、食後血糖値が上がりにくいのは、**「インクレチン」**の効果と考えられています。

インクレチンは小腸や十二指腸から分泌される複数のホルモンの総称で、代表的なのは「GLP-1」と「GIP」です。

インクレチンには、インスリンの分泌を促進する働きがあることがわかっています。また食べものが胃から腸にとどくのを遅らせる効果もあるため、糖の吸収をおだやかにする働きもあります。

この2つの働きによって、食後血糖値をゆるやかに上昇させ、かつ血糖値上昇のピークも抑えることができるのです。

結論からいえば、野菜の先食べでも肉の先食べでも、食後血糖値は抑えられるのですが、たんぱく質をしっかりとる必要がある人には、肉の先食べをおすすめします。

肉と魚の先食べで食後血糖値の上昇が抑えられた

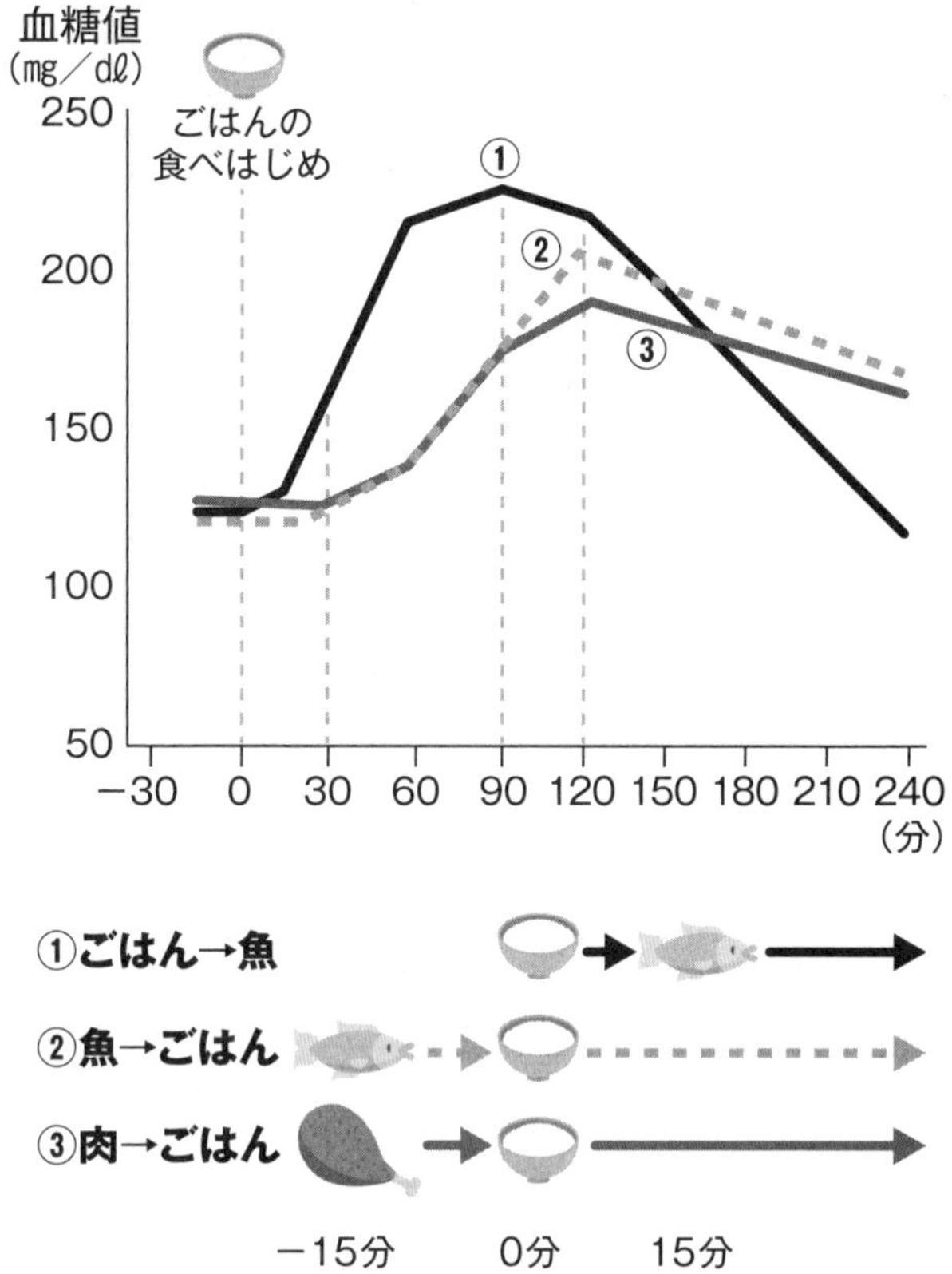

糖質の多いご飯を先に食べると、血糖値は急激に上昇し、90分をピークに120分からは急降下。肉や魚を先に食べると、ご飯を食べて30分後くらいからゆるやかに上昇し、120分でピークを迎えた後、ゆるやかに降下した。

※関西電力医学研究所の矢部氏らの資料をもとに作成
※参考文献：栗原毅『薬を捨てる　糖尿病を治す』（廣済堂出版）

主食をちょいオフしても
調理法やおかずの選び方で
糖質のとりすぎになり、
糖尿病が悪化することも

すき焼き弁当は糖尿病患者には最悪

糖尿病で筋肉量が不足している人は、たんぱく質の豊富な肉や卵、魚をたくさん食べなければいけないことはおわかりいただけたと思います。

では肉類がメインの食事なら、どんなものを食べても問題ないかというと、必ずしもそうではないのです。

私の患者さんが勤めているある会社では、昼食をしながら会議が行われるといいます。昼食は社員の分も会社が用意してくれるのですが、あるときのメニューは「すき焼き弁当」だったそうです。

それを聞いて私は愕然としました。実は、すき焼き弁当は**食後血糖値を最も上げるメニューの1つ**だからです。

しかも会議をしながらの食事というのが最悪です。ゆっくり食べていては発言できませんし、上司がいる前で食べるのですから、みんな5分くらいで食べ終えてしまうというのです。これでは食後血糖値がガーンと上がってしまいます。

また食後血糖値が急上昇すると、インスリンが必要以上に多く分泌されます。血糖値を下げてくれるのはいいのですが、インスリンは眠りのホルモンでもあります。当然やってくるのが眠気です。

会議が終わると、みんな眠くなるというのですが、すき焼き弁当を早食いした後であれば、誰でもそうなるでしょう。これでは午後の仕事の効率もガタ落ちです。

ステーキは血糖値を上げない

なぜ、すき焼き弁当がよくないのかというと、味付けに**砂糖**がたっぷり使われているからです。

砂糖は炭水化物よりも早くブドウ糖に変わりますから、血糖値を上げやすいのです。

実はこれは和食全般にいえることです。

和食は低カロリーで栄養のバランスがよいといわれますが、砂糖を使った味付けが多いので、意外に糖質量が多いのです。この点でも、カロリーよりも糖質を減らしたほうが糖尿病の改善にとって大事なことがわかるでしょう。

また、すきやき弁当はご飯の上に甘辛い牛肉が乗っているので、丼ものを食べるのと同じで、肉とご飯を一緒に食べるのが普通です。つまり早食いしやすいメニューなのです。

牛肉を食べるのであれば、ステーキのほうがおすすめです。事実、昼食にステーキを食べたとき、患者さんの血糖値は98～108㎎／dℓと低いのです。この数値は空腹時血糖値の基準値（21ページ）です。食後にもかかわらず血糖値がほとんど上がっていないことになります。

ステーキのソースには糖質が含まれていますが、すき焼きの糖質に比べれば微々たるものです。ステーキをガッツリ食べれば、ご飯も少なめで満足できます。結果的に、「主食のちょいオフ」ができるのです。

ご飯に肉じゃがは最悪の組み合わせ

これまで述べてきたように、糖質を減らす基本は主食のちょいオフです。1日

300グラム糖質をとっている人なら、50グラムオフするだけで、男性の1日の目安である250グラムになります。

これをご飯（精白米）だけでとるとすると、1膳あたり約55グラムなので、毎食1膳は食べられる計算になります。

ただし主食の糖質量ばかり気にしていると、おかずの糖質量に気づかないことがあります。例えば、先ほど述べたように、すき焼きなどの砂糖をたっぷり使ったおかずだと、糖質のとりすぎになってしまいます。

また、野菜の中には糖質を多量に含むものがあります。代表的なのは、**じゃがいも**です。

例えば、主食のご飯に肉じゃがをおかずにするというのは、最悪の組み合わせです。じゃがいもで糖質を余計にとるばかりか、味付けも甘辛いので調味料の糖質も多くなります。じゃがいもだけでなく、カボチャやゴボウ、レンコンなどは糖質が多いので、これらを食べるときは、主食を減らすなどして調整してください。

糖質が多い主な野菜

食品名	目安量	目安量あたりの糖質
さつまいも	1本（180g）	52.6g
じゃがいも	1個（150g）	24.5g
かぼちゃ	1/6個（120g）	20.5g
ごぼう	1本（200g）	19.4g
れんこん	小1節（120g）	16.2g
だいこん	1/2本（450g）	12.2g
とうもろこし（缶詰）	1/2カップ（70g）	10.2g

糖質が多い主な調味料

調味料名	目安量	目安量あたりの糖質
砂糖（上白糖）	大さじ1（8g）	7.9g
みりん風調味料	大さじ1（19g）	10.4g
本みりん	大さじ1（18g）	7.8g
カレールウ	1食分（20g）	8.2g
めんつゆ（ストレート）	大さじ3（48g）	4.2g
かたくり粉	大さじ1（10g）	8.2g
小麦粉	大さじ1（8g）	5.9g
天ぷら粉	1カップ（100g）	73.8g
パン粉	1カップ（45g）	26.7g

※栗原毅『糖質ちょいオフダイエット90日ダイアリーつき』（講談社）をもとに作成

アルコールは血糖値を下げる

糖尿病患者の飲酒を禁止する医師もいますが、私は適量なら飲んでもよいといっています。

というのは、お酒を飲む習慣のある人は、飲んだほうが糖尿病を改善する効果が期待できるからです。

左ページにそのデータを示しましたが、お酒を飲む人のほうが、空腹時血糖値が低いのを始め、善玉コレステロール（ＨＤＬ-Ｃ）や悪玉コレステロール（ＬＤＬ-Ｃ）、中性脂肪の値もお酒を飲む人のほうが健康的なのです。

ただしお酒を多量に飲むと、肝機能値は上がってきます。特にアルコール肝障害の指標であるγ-ＧＴＰはお酒の量が多いほど上昇します。

適量に関しては、個人差がありますが、ビールなら３５０ミリリットル缶２本、日本酒２合、ウィスキーダブル２杯、ワインはグラス２杯（３００ミリリットル）を目安にしましょう。

脂肪性肝疾患に対するアルコール摂取の影響

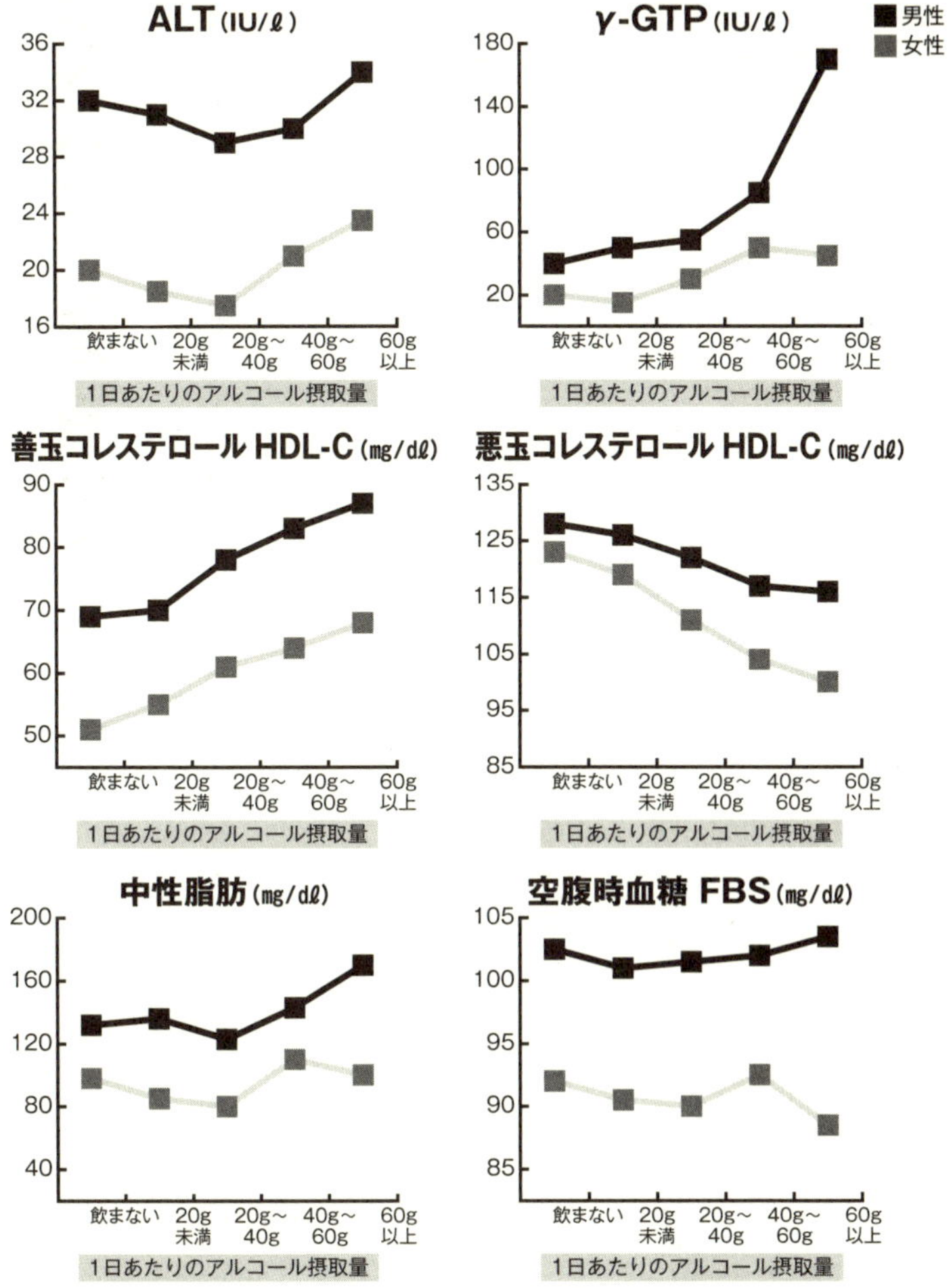

※土屋忠らによる「脂肪性肝疾患に対するアルコール摂取の影響」より作成
※参考文献：栗原毅監修『禁酒しないでγーGTPを下げる本』（宝島社）

お酒の選び方で糖尿病はよくなる

前ページのグラフを見ればわかるように、飲酒量が増えるほどγ-GTPは上がりますが、ALT（GPT）は、飲まない人より、1日あたりのアルコール摂取量が20～40グラムの人のほうが低くなっています。

つまりお酒を適度に飲むほうが、脂肪肝にもなりにくいのです。第2章で述べたように、脂肪肝などの異所性脂肪は、インスリン抵抗性を起こして糖尿病を発症させる要因の1つです。この点でも適量のアルコールは糖尿尿の改善に役立つのです。

お酒の中には糖質を含むものと、そうでないものがあります。ですから、お酒をどうしても飲みたい人は糖質の少ないお酒を選ぶことをおすすめします。

糖質が多いお酒は、日本酒やビールなどの醸造酒です。日本酒は米、ビールは大麦が原料ですが、いずれも糖質を多く含んでいます。冷たいビールはおいしいものですが最初の1杯程度にとどめましょう。

また、ワインも醸造酒で、原料のブドウは糖質を多量に含んでいますが、辛口のワインの糖質はそれほど多くはありません。

特に赤ワインは動脈硬化を進行させる活性酸素（45ページ）を無毒化するポリフェノールという成分を含んでいるので、辛口の赤ワインがおすすめです。

一方、ウィスキーやブランデー、ジン、焼酎などの蒸留酒は糖質をまったく含まないので、糖質の心配をすることがありません。ただしアルコール度数の高いお酒なので、水や炭酸で割って飲みすぎないように注意したいものです。

甘いカクテルを飲んではいけない

お酒を飲む習慣がある人の中には、甘いカクテルが好きな人もいると思います。この場合のカクテルは、缶入りの酎ハイなども含みます。

こうしたカクテル類で、果汁が含まれているものは、私はおすすめしていません。というのは、くだものに含まれる果糖が問題だからです。

ブドウ糖に変化しやすい砂糖などの「ショ糖」は血糖値を急激に上げます。これに対して、果糖は血糖値をさほど上げません。

ところが、**果糖**は脂肪肝になりやすいのです。脂肪肝は糖尿病の大きな要因の1つですが、私が脂肪肝の患者さんを調べたところ、果糖をたくさんとっている人が多いことがわかりました。

また居酒屋などで酎ハイなどを注文すると、やたらと甘くしていることがあります。あの甘さは人工の果糖です。人工の果糖は天然果汁よりも脂肪肝になりやすいので、これは飲まないほうがよいでしょう。

ちなみに、赤ワインにも果糖が含まれていますが、ポリフェノールがその悪影響を上回るので安心して飲むことができます。

果糖をおすすめしないということは、くだもの自体もおすすめできないことになります。よくフルーツの健康効果がいわれますが、私は糖尿病や脂肪肝の患者さんにはフルーツを控えてもらうようにしています。

もう1つ、果糖の多い食品にハチミツがあります。糖尿病や脂肪肝の人は、ハチミツも避けるようにしてください。

第4章

チョコレートでヘモグロビンA1cが改善

間食がやめられない人も
チョコレートなら
毎日食べられて、
動脈硬化も予防できる

かりんとうを毎日1袋食べていた患者さん

前章で述べたように、私がすすめる糖尿病の食事療法の基本は、①食事はゆっくりとる②肉や卵、サバ缶などを食べてアルブミン値を4・4g／dℓ（以下、単位省略）以上にする③主食を「ちょいオフ」して、1日にとる糖質を男性250グラム、女性200グラム程度にする——この3つだけです。

この他にも、いくつか注意すべきことを書きましたが、まずはこの3つだけを続けてみましょう。ヘモグロビンA1cや血糖値などの数値は確実によくなってきます。

ただ私の患者さんにも多いのですが、**間食の習慣がやめられない**という人がいます。せっかく「主食のちょいオフ」ができているのに、間食で糖質を余分にとってしまったら、糖質のとりすぎになってしまいます。

実際、糖尿病の患者さんには、間食がやめられないという人が多いのです。しかも、それが糖尿病によくないという認識がまったくありません。

何人かの患者さんは、旅行した後に来院すると、「先生、これおみやげです」といって、お菓子を持ってきてくれるほどです。そんな患者さんに対し、私が「お菓子は控えたほうがいいですよ」といってもピンとこないようなのです。

ある患者さんは、昼食を食べた後、かりんとうを食べながら来院していました。話を聞くと、かりんとうを毎日1袋食べてしまうそうで、「それはいくら何でも食べすぎですよ」というのですが、その習慣をなかなか改めてくれません。

チョコレートなら食べてもよい

そんな間食がやめられない患者さんに私がすすめているのがチョコレートです。実は、チョコレートを食べても糖尿病の数値は悪化しません。

そこで、「かりんとうの代わりにチョコレートにしませんか?」と提案すると、それだけはやってくれる患者さんが多いのです。

今まで間食の習慣があった人に「間食はすべて禁止!」といったら、ものすごいストレスになってしまいます。

しかし**「チョコレートなら食べてもいいんだ」**と思うと、気持ちが楽になるのではないでしょうか。

チョコレートの原材料はカカオという植物です。カカオには食物繊維が豊富に含まれているので、食べても食後血糖値があまり上がりません。

またカカオに含まれるポリフェノール（カカオポリフェノール）には動脈硬化の進行を抑える効果があることがわかっています。

第3章のお酒のところで述べましたが、赤ワインにもポリフェノール（赤ワインポリフェノール）が含まれています。

ポリフェノールの主な働きは、動脈硬化を進める「活性酸素」（45ページ）を無毒化する「抗酸化作用」という働きです。

動脈硬化は血管内の悪玉コレステロール（LDL-C）が「酸化」されることによって引き起こされます。この酸化を止めるのが「抗酸化作用」です。

カカオポリフェノールも強力な抗酸化作用があるため、動脈硬化の進行が抑えられ、その結果、合併症の予防効果も期待できるのです。

食べるなら高カカオチョコレート

普通の板チョコなど、甘いチョコレートには砂糖が含まれていますが、それでも食後血糖値はそれほど上がりません。ですから、間食がやめられない糖尿病の人にすすめられるのです。

ただ糖尿病を改善したいなら、ミルクチョコレートやホワイトチョコレートではなく、色の黒い**「ダークチョコレート」**と呼ばれるタイプのものがおすすめです。ダークチョコレートは、砂糖が少なくカカオの含有量が多いからです。

特にダークチョコレートの中でも、カカオ分が70％以上を占める**「高カカオチョコレート」**がおすすめです。

高カカオチョコレートは健康効果が高いことから、最近ブームになっています。菓子メーカー各社から発売されていますが、パッケージに「72」とか「86」とか、カカオの含有率（％）が表示されているのですぐにわかります。今やスーパーやコンビニ

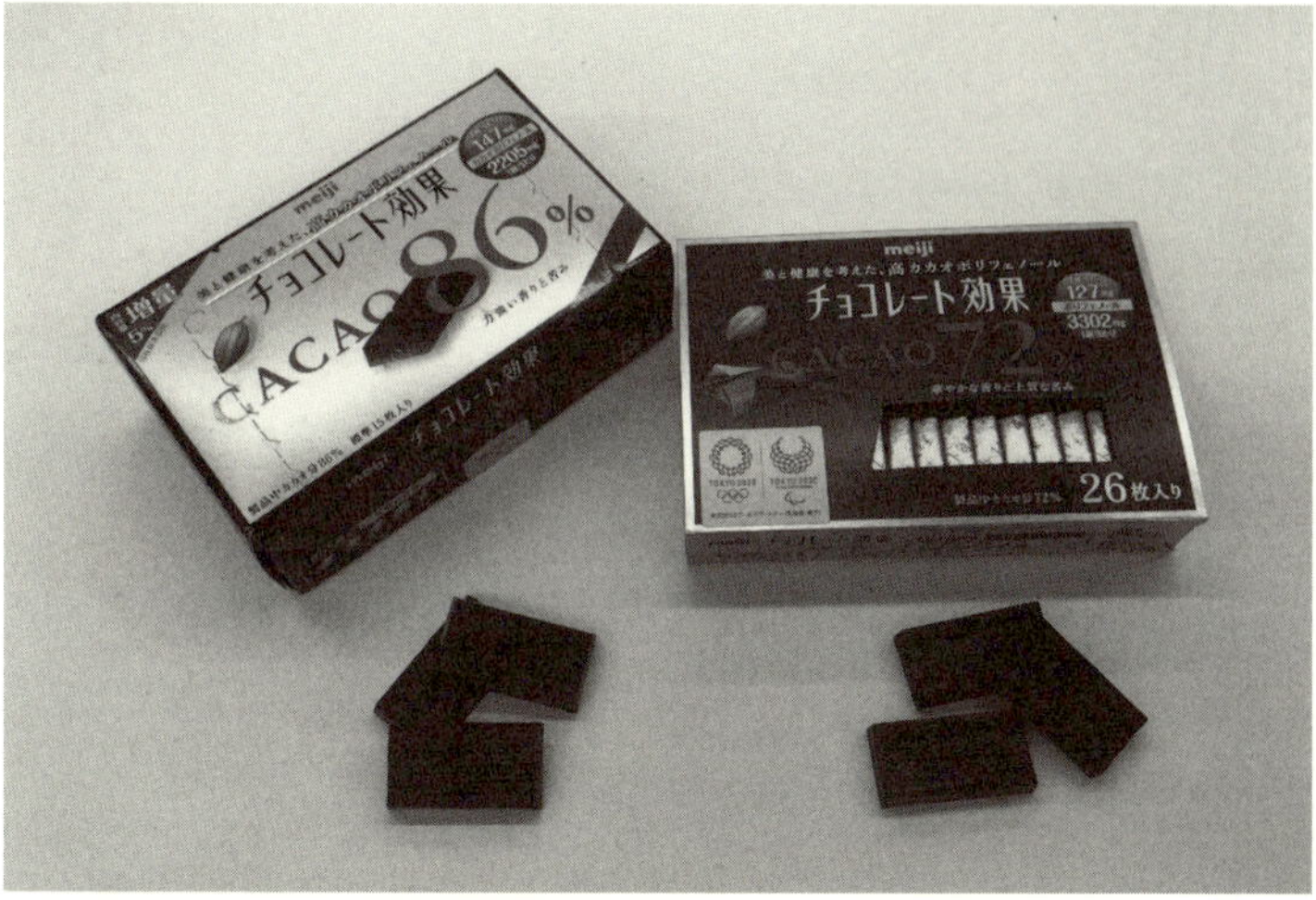

「72」「86」などカカオの含有率が表示されたチョコレートがおすすめ

のお菓子の棚に普通に並んでいる商品です。

高カカオチョコレートは、今までの間食のお菓子代わりになるだけでなく、糖尿病の食事療法が続かない人にもおすすめです。

これまで述べてきたように、糖尿病の患者さんは私が食事法の提案をしても、なかなか実行してくれません。冒頭にあげた基本の3つすらやってくれない患者さんも少なくありません。

そんな患者さんには、高カカオチョコレートをすすめるのですが、それならなんとかやってくれます。まずは、これから始めてみるのもよいでしょう。

カカオは赤ワインよりもポリフェノールが豊富

カカオはポリフェノールの含有量が多く、特にカカオ分が86％の高カカオチョコレートには、赤ワインの**約16・3倍**ものポリフェノールが含まれています。

それに赤ワインにはアルコールが含まれているので、ポリフェノールをとろうと思ってたくさん飲めば、アルコールのとりすぎになる懸念があります。しかしチョコレートであればその心配はありません。

ポリフェノールには動脈硬化の進行を抑える働きがあるといいましたが、チョコレートの動脈硬化に対する効果については、世界中で研究されています。

アメリカ・ペンシルバニア州立大学では、健康な人に普通の食事だけを食べてもらったグループと、普通の食事にダークチョコレートとココアパウダー（ココアの原材料もカカオ）を加えたグループに分け、動脈硬化に対する影響を調べました。

その結果、ダークチョコレートとココアパウダーを加えたグループのほうが、動脈硬化を引き起こす悪玉コレステロールの酸化を抑制することがわかりました。

同時に、カカオをとったグループは、善玉コレステロールを平均で3㎎／dℓ増やす作用があることもわかりました。

善玉コレステロールは、血液中の悪玉コレステロールを回収する働きがあり、血液中に1㎎／dℓ増加するだけで心臓病の危険性を約3％減らすといわれています。

チョコレートを食べると糖尿病の患者数が減少するという研究もあります。これはさまざまな研究結果を解析して評価するメタアナリシスという統計学的な手法で明らかにされています。

2010年6～10月に発表された論文から、18の疫学研究（特定の人間集団を対象として病気の発生頻度や分布を調査する医学研究）を選んで解析したものですが、その結論だけを述べると、チョコレートを食べると、**糖尿病が30％減少**することがわかりました。

またチョコレートを食べると、糖尿病の合併症でも発症する心臓病は37％、脳卒中は29％減少することも判明しました。

チョコレートを食べると
インスリン抵抗性が改善し、
食後血糖値の上昇を防いで
脂肪肝や高血圧まで改善

チョコレートを食べると血糖値が下がる

チョコレートは太る食べものだと思われがちですが、実はそうではありません。わが国のチョコレート研究の先駆者の１人、木村修一《きむらしゅういち》先生（東北大学名誉教授、昭和女子大学名誉教授）は、都内の女子大学生80名を対象にして、チョコレートを食べる量と、肥満度を示すＢＭＩ（74ページ）との相関関係を調べました。

結果は、両者の間にはまったく相関関係が見られませんでした。チョコレートをたくさん食べている人でも太っているとは限らず、チョコレートを食べない人にも肥満傾向の人がいることがわかったのです。

肥満は糖尿病を悪化させる要因の１つですが、少なくともチョコレートを食べても肥満にはならないことがこの研究でわかりました。

またチョコレートを食べると、糖尿病の発症が30％減少するといいましたが、予防効果だけでなく、糖尿病を改善させる効果も研究により明らかになっています。

イタリアのサンサウレバトレ病院医師のグラッシー先生らは、健康な人にチョコレートを食べてもらって、インスリンの働きがよくなるかどうかを調べました。

この研究は、健康な成人15人を2つのグループに分け、それぞれにダークチョコレート100グラム（板チョコ約2枚分）と、ホワイトチョコレート90グラムを15日間食べてもらい、7日間休止した後、食べるチョコレートの種類を交換して、さらに15日間食べてもらいました。そして、実験前と実験後のインスリン抵抗性（数値が低いほどインスリンの働きがよい）とインスリン感受性（数値が高いほどインスリンの効き目がよい）の変化を比較しました。

結果は、インスリン抵抗性は、ホワイトチョコレートではやや高まるのに対し、ダークチョコレートでは明らかに低下しました。

次にインスリン感受性は、ホワイトチョコレートではわずかな低下ですが、ダークチョコレートは明らかに高まっていることがわかりました。

この結果からわかるように、糖尿病を改善したいのであれば、カカオが豊富なダークチョコレート、**特にカカオ70%以上**の高カカオチョコレートを食べることをおすすめします。

チョコレートでインスリン抵抗性・感受性が改善

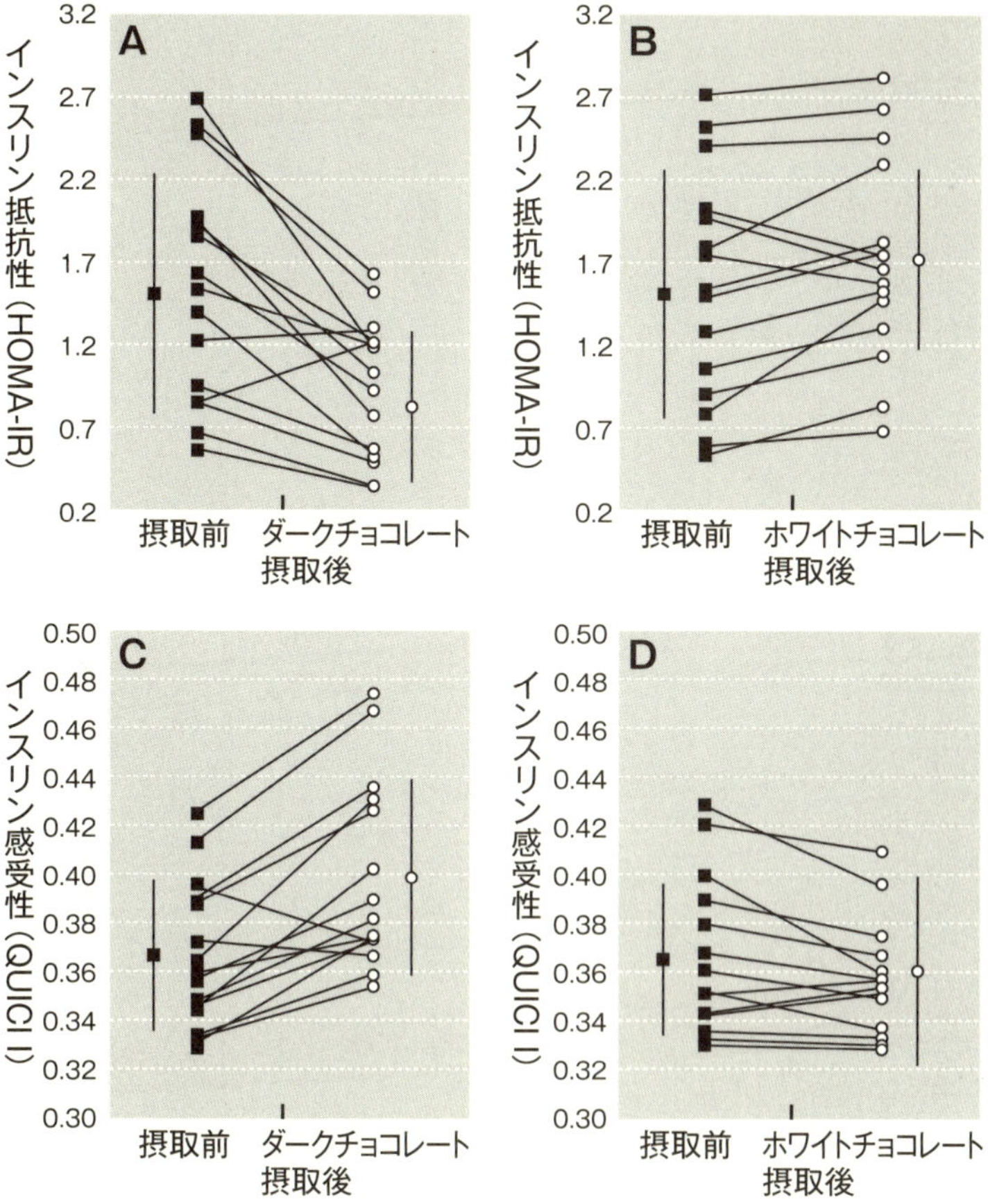

HIMA-1R:P,<0.001,QUICK I :P=0.001
Grassi D.et a(l. 2005）,Am.J.Clin.Nutrit.,81:611-614をもとに作成
※参考文献:栗原毅『チョコは糖尿病によく効く、ヘモグロビンA1cがこんなに下がった』（主婦の友インフォス）

チョコレートは食後血糖値の上昇も防ぐ

この実験では、15日間、ダークチョコレートかホワイトチョコレートを食べた後で、ブドウ糖負荷試験（24～25ページ）を行っています。

ブドウ糖負荷試験とは、食後血糖値がどのように上昇するかを調べる検査で、食事の代わりにブドウ糖液を飲んで試験します。

結果はダークチョコレートを食べた後は血糖値（グルコース）の上昇が抑えられ、また血中のインスリン濃度も減少していました。

食後血糖値が高くなればなるほど、血糖を筋肉などの細胞に取り込むために、多量のインスリンが必要になります。

しかしチョコレートを食べて食後高血糖が抑えられれば、その分、インスリンも少なくてすみ、膵臓への負担が減らせます。

このようにカカオ分を多く含むダークチョコレートや高カカオチョコレートは、糖尿病を悪化させる食後高血糖も改善してくれるのです。

チョコレートを食べた後の血糖値とインスリン濃度

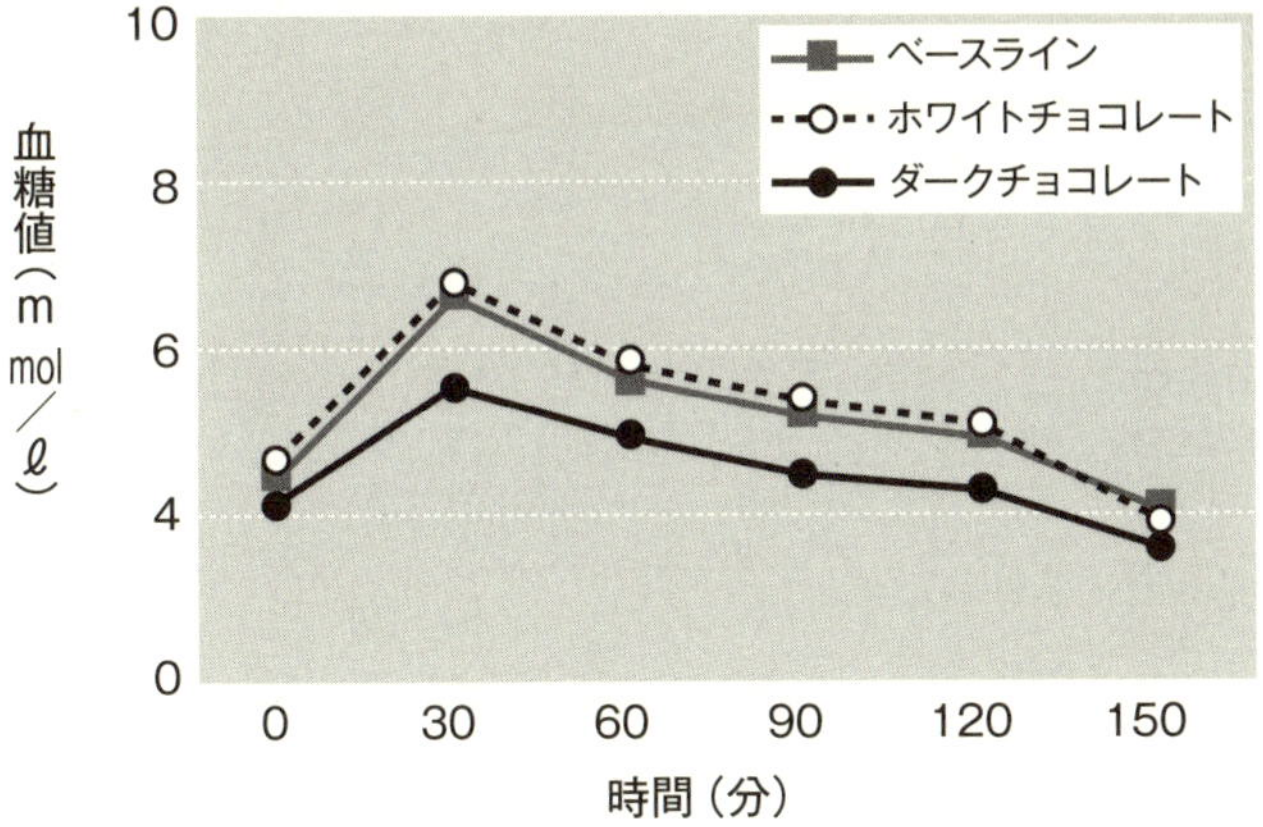

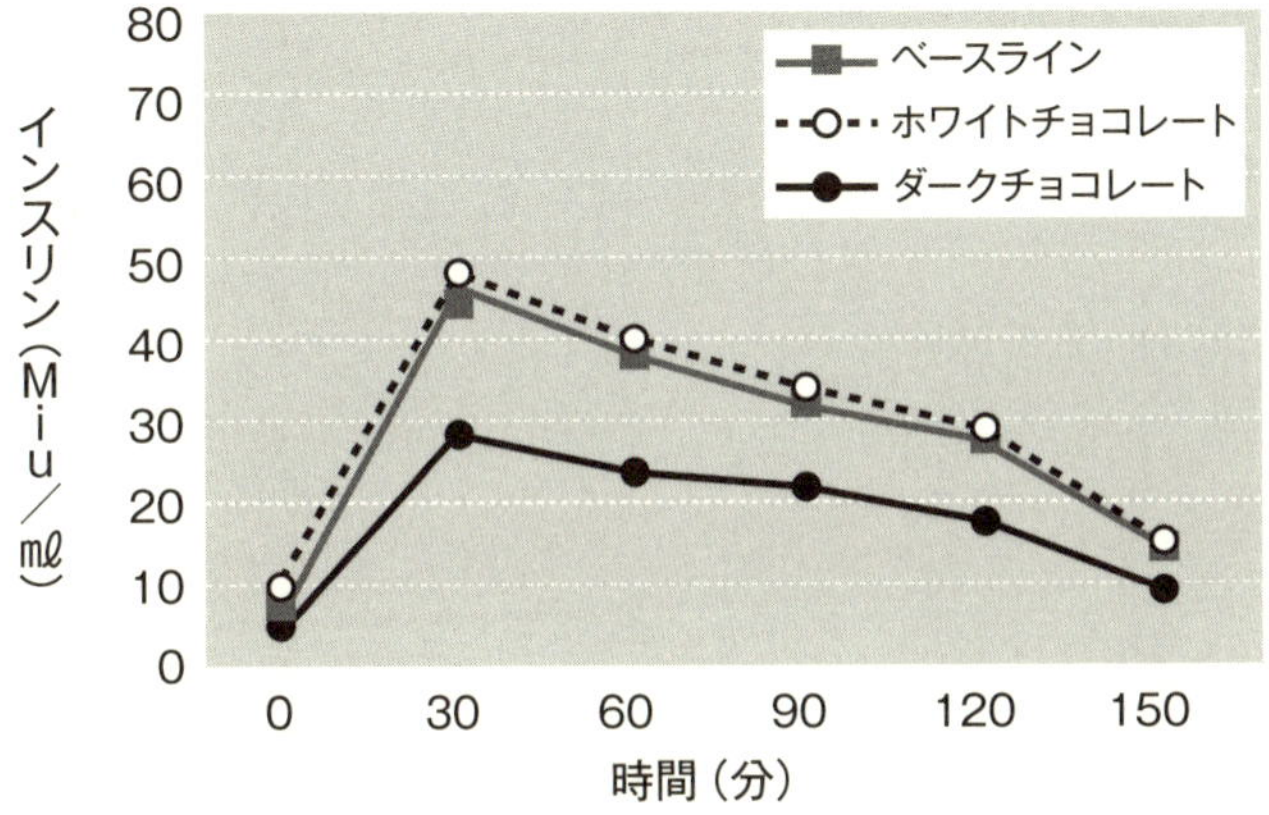

SD,P<0.05
Grassi D.et a(l. 2005) ,Am.J.Clin.Nutrit.81:611-614をもとに作成
※参考文献:栗原毅『チョコは糖尿病によく効く、ヘモグロビンA1cがこんなに下がった』(主婦の友インフォス)

チョコレートで脂肪肝や高血圧も改善

チョコレートが糖尿病によいという論文を見つけてから、私は脂肪肝にも効果があると考え、私の患者さん31名を対象にチョコレートをすすめてみました。

対象とした31名は、NAFLD（ナッフルド）と呼ばれる非アルコール性脂肪肝の人たちで、糖尿病や脂質異常症、高血圧、肥満などを合併している人を含んでいます。男性19名、女性12名で平均年齢は61・0歳でした。

なお、食べてもらったチョコレートはカカオ分70％以上の高カカオチョコレートです。これを毎食前3回と食間2回、1日5回食べてもらいました。

1回に食べる量は5グラムなので、1日に25グラムの高カカオチョコレートを食べることになります。これを3カ月続けてもらいました。

3カ月後の結果は、肝機能値のALT（GPT）とγ-GTPが優位に改善されていました。つまり脂肪肝が改善されていることがわかったのです。

第2章で述べたように、脂肪肝は糖尿病を発症させる大きな要因の1つです。この結果からも、チョコレートは糖尿病患者にすすめられるのです。

またチョコレートは**高血圧**にも効果があります。これは愛知学院大学の大澤《おおさわ》俊彦《としひこ》教授が、愛知県蒲郡市、愛知学院大学、株式会社明治と連携して行った「チョコレート摂取による健康への効果」（蒲郡スタディー）という調査研究によって明らかにされたものです。

調査は、蒲郡市内外に住む３４７名にカカオ分72％の高カカオチョコレートを１日25グラムずつ、４週間にわたって食べてもらい、データを収集しました。

４週間後に全員の血圧を測定したところ、血圧が優位に下がっていることが確認できたのです。

具体的な数値でいうと、「上の血圧」と呼ばれる収縮期血圧（最高血圧）が平均で１２５・３㎜Hgから１２２・７㎜Hgに降下、「下の血圧」と呼ばれる拡張期血圧（最低血圧）が平均で78・８㎜Hgから76・９㎜Hgに下がっていたのです。

さらに２６５名のうち、正常血圧だった人の下がり幅が約１・５％だったのに対し、82名の高血圧の患者さんの下がり幅は約５・５％であることもわかりました。この結果は、**血圧が高い人ほどチョコレートの効果が大きかった**ことを意味しています。

血管は収縮することで上がり、拡張することで下がってきます。しかし糖尿病で動脈硬化が進むと、血管のしなやかさが失われ、拡張しづらくなるため血圧が上がってくる人が多くなります。

糖尿病と高血圧が合併すると、心筋梗塞や脳卒中のリスクが高くなります。この点でもチョコレートは糖尿病の患者さんにおすすめなのです。

チョコレートだけでヘモグロビンA1cが改善

早食いや暴飲暴食がやめられないという患者さんで、チョコレートと運動（第5章で紹介するスロースクワット）だけでヘモグロビンA1cがよくなった例がいくつかあります。

ヘモグロビンA1c10・2％の39歳の男性は、チョコレートと運動だけで、6カ月後に7・7％まで改善しました。

またヘモグロビンＡ１ｃが10・８％もあった45歳の男性は、チョコレートと運動だけで、３カ月後には５・６％まで改善しました。

ヘモグロビンＡ１ｃ10％以上というのは、いつ合併症が起こってもおかしくない数値ですが、いずれの患者さんも薬はまったく飲んでいません。

特に後者の患者さんは、10％以上からわずか３カ月で正常値（基準値）まで改善されているので驚きです。

実際、薬で治療しただけでは、短期間でこれだけヘモグロビンＡ１ｃが改善することはありません。

２人とも暴飲暴食は続けていましたが、チョコレートと運動だけはやめませんでした。にもかかわらず、これだけの結果が出せたのです。

このような例もあるので、食生活を変えるために何か１つ始めてほしい患者さんには、高カカオチョコレートをすすめています。

ちなみに、私のクリニックの診察室の机には高カカオチョコレートが置いてあり、チョコレートを食べる習慣のない人に食べていただいています。

この目的の1つは、高カカオチョコレートがどんなものであるか、実際に食べて味わってほしいからです。

机にはカカオ分72％と86％の2種類置いてあり、72％は苦味が少なく食べやすいのですが、86％のほうがカカオポリフェノールの含有量は多くなります。

患者さんの中には86％のほうが「カカオの味がする」といって好む人もいます。また86％を食べた後に72％を食べると、とても甘く感じられると話す人もいます。

夕食が遅い人はチョコレートで空腹感を満たす

高カカオチョコレートは残業などで、夜遅い時間に夕食をとらざるをえない人の「小腹を満たす」のにも効果的です。

その場合、高カカオチョコレートを会社に常備しておくとよいでしょう。一社員では難しい場合もありますが、私の知っている会社では、残業する社員のために福利厚生として高カカオチョコレートを常備しているところもあります。

このような会社が増えてくれれば、糖尿病の患者さんも減ってくるのではないかと思っています。

いずれにしても、空腹感に耐えながら仕事をすれば、能率はガタ落ちですし、帰宅したときにはお腹が空きすぎているため、早食いやドカ食いにつながります。そのために、高カカオチョコレートをうまく活用してください。

1日に食べる高カカオチョコレートの量は、**1日25グラム**が適量です。私がすすめているのは1片が約5グラムなので、5片食べられる計算になります。

これ以上食べてはいけないというわけではありませんが、いくらでも食べてよいというと、常識的な食べ方をしてくれない人もいるので、25グラムとしています。ただ、それより少し多めに食べるのは別にかまいません。チョコレートの効果は毎日食べることによって得られるので、そのことのほうが大切です。

また1度に25グラム食べるより、5グラムずつ分けて食べるほうが効果的です。私の研究で行ったように、毎食前と食間に5回食べる食べ方は特におすすめです。

ポイントは**食前にチョコレートを食べる**こと。カカオは食物繊維が豊富なので、最初にチョコレートを食べれば食後血糖値の急上昇が抑えられるほか、血糖値のピークも下げられます。

そして、**チョコレートを食べた後、野菜や肉・魚を食べ、最後にご飯などの炭水化物を食べる**のが、食後血糖値を上げない理想的な食べ方です。

最近はアーモンドなどのナッツが入った高カカオチョコレートも販売されていますが、ナッツ入りのチョコレートでも問題ありません。

実はナッツ類にも血糖値や血圧を下げる効果が知られているので、ナッツ入りなら相乗効果が期待できるのです。

ちなみに、ピーナッツやアーモンドなどのナッツ類は1日20粒食べると糖尿病に効果があるといわれています。チョコレートと別におやつとしてナッツ類を食べてもかまいませんが、ナッツが大袋に入っていると、ついつい食べすぎてしまう人が多いので心配です。

最近は小袋に分けられているナッツも販売されているので、ナッツの効果を取り入れたい人は、こういった商品を選ぶとよいでしょう。

第5章

運動は1回50秒のスクワットだけやればよい

肉や卵をしっかり食べて
アルブミン値4・4に
なってから始める運動は、
たった1種類の筋トレのみ

最初から運動をすすめないのは？

糖尿病の患者さんに対し、医師は食生活の改善と運動をセットですすめます。しかし実際には、食生活の改善と同時に運動まで始めてくれる患者さんはほとんどいないのが実情です。

なにしろ、前章まで述べてきたように、私が食生活の改善について、おすすめしても、ちゃんとやってくれる患者さんは非常に少ないのです。

繰り返しになりますが、私がすすめる食生活の改善とは、たんぱく質の豊富な肉や卵、チョコレート（高カカオチョコレート）を食べること。そして食べるときはゆっくり時間をかけて食べる。この2つだけです。

とはいえ、これだけでも患者さんにとっては、ハードルが高いことなのです。それに加えて運動もすすめるとなると、患者さんは「やることが多すぎる」と感じてしまうようです。

最初から「あれも、これも」とすすめると、患者さんは必ず挫折します。最初から、医師の期待どおりに生活を改善できる人はほんの一握りです。ですから、私は患者さんに最初のうちから運動をすすめることはありません。

それよりも、最初は食生活の改善だけに集中したほうが、ヘモグロビンA1cの改善など、早く結果が出ます。数値がよくなれば、患者さんもそれがはげみになり、「それなら運動も始めてみようか?」ということになるのです。

肉、卵食べができてから運動を始める

最初から運動をすすめないのは、もう1つ理由があります。それは筋肉量が少ない段階で運動を始めても効果がないばかりか、逆に筋肉量を減らしてしまうこともあるのです。

これは細胞のオートファジー(自食作用)によって、十分な筋肉量がないにもかかわらず運動することによって、筋肉が分解されてしまうことがあるからです。

また糖尿病発症の大きな要因の1つである「脂肪肝」は、筋肉量が少ない人が運動

しても、なかなか改善しません。この場合の脂肪肝の改善とは、肝機能値（71ページ）を見ればわかります。

肉や卵を積極的に食べて、筋肉量の指標であるアルブミン値（85ページ）が上がってくると、肝機能値も改善します。その目安はAST（GOT）とALT（GPT）が16IU／ℓ（以下、単位省略）ですが、食事だけでは、なかなか16までは改善することはできません。

では運動はどのタイミングで始めたらよいのかというと、**アルブミン値が4・4g／dℓ（以下、単位省略）以上になってから**です。

この段階で、私がすすめる運動を始めると、ようやく脂肪肝が燃え始め、私が脂肪肝の判定に用いる16以下まで改善してきます。

運動を始めて、最初に燃焼する体脂肪は、脂肪筋です。霜降り肉のようになった筋肉の中の脂肪が最初に燃えます。

次に、燃えるのが血液中の脂肪である「中性脂肪」、次に燃えるのが脂肪肝です。そして内臓脂肪が燃えていき、最後に燃えるのが皮下脂肪です。

お腹まわりの手でつまめるような脂肪は皮下脂肪です。その奥にある内臓脂肪はつまむことはできません。ですから、ダイエットをしても、なかなかお腹まわりの脂肪が落ちないのはあたりまえのことなのです。

有酸素運動と無酸素運動

糖尿病の患者さんに医師がすすめる運動には、有酸素運動と無酸素運動があります。これから運動を始めるにあたって、まずこの2つの違いについて説明しましょう。

有酸素運動とは、酸素を取り入れながら行う運動で、その主な目的は体脂肪を減らすことです。具体的な運動として、**ジョギング**や**ウォーキング**、**エアロバイク**（自転車こぎマシン）、**水泳**などがあります。

これらの中で、始めやすい運動といえばウォーキングでしょう。知っている人も多いと思いますが、ウォーキングとは「速歩き」のことです。歩くペースは、会話ができるくらいの速さとされています。この速さで歩くことによって、呼吸を通して酸素が体内に取り入られ、体脂肪を燃やしてエネルギー源にします。その効果を得るには、1日20分以上歩くのがよいといわれています。

無酸素運動は、酸素を使わないで行う運動、具体的には**筋肉トレーニング**（筋トレ）のことをいいます。

酸素がなくてもエネルギー源として使える血糖や筋肉内に蓄えられた糖（グリコーゲン）などを用いるので無酸素運動と呼ばれます。

ダンベルなどの道具を用いたり、ジムに行って行う運動という印象がありますが、道具を使わずに自宅でできる筋トレのメニューはたくさんあります。

筋トレの主な目的は、筋肉に刺激を与えて、筋肉量を増やすことです。しかし実際は筋トレでも脂肪は燃えています。

ウォーキングでは脂肪筋や脂肪肝は改善しない

一般に、筋トレ（無酸素運動）はきつい運動という印象があるためか、糖尿病の患者さんが始めるのはウォーキング（有酸素運動）であることがほとんどです。特に、ウォーキングの主な目的は体脂肪の燃焼なので、糖尿病に効果的であると、みなさん考えているようです。

ところが、ウォーキングをやっても脂肪筋や脂肪肝はほとんど改善しません。なぜなら、有酸素運動だけでは筋肉への負荷が小さいため、筋肉量の減少が防げないからです。

そのため、いくら歩いても脂肪筋や脂肪肝改善には効果がないのです。ではどうすればいいかというと、**筋トレを行って筋肉量を増やす**ことです。

筋トレを行うと、筋線維の一部が傷つきます。その後、たんぱく質をとって体を休めると、傷ついた筋肉が修復されます。このとき筋線維は以前よりも少し太くなり、筋肉量が増えるのです。

また筋トレを効果的に行うと、**筋肉を太くする成長ホルモン**も分泌されます。この成長ホルモンは筋肉量を増やすだけでなく、**脂肪筋を燃やす**働きもあります。私が筋トレをすすめる1番の目的はこれなのです。

ただし筋トレで成長ホルモンを分泌させるには、やり方があります。その方法については、後で詳しく説明します。

下半身の筋肉が全身の70％

姿勢を保ったり、体を動かすために必要な筋肉である「骨格筋」は下半身に集中しています。また骨格筋の中で衰えやすいのは下半身の筋肉です。

運動の習慣がないと、加齢とともに筋肉量は減少しますが、中でも下半身の筋肉は上半身の筋肉の3倍早く減少することがわかっています。

つまり筋肉量を増やしたいなら、**上半身の筋肉よりも下半身の筋肉**を鍛えたほうが効率的なのです。

さらに下半身の筋肉の中で最も大きい筋肉が、太ももの前面にある**「大腿四頭筋」**と呼ばれる筋肉です。

大腿四頭筋は太ももを持ち上げるために必要な筋肉なので、この筋肉が衰えると、歩くのがつらくなり、最悪の場合、歩けなくなってしまいます。

また第2章で述べたように、大腿四頭筋は脂肪筋がもっともつきやすい筋肉の1つです（79ページ）。

大腿四頭筋の脂肪筋は、歩いても減らすことはできません。つまり、ウォーキングをいくらやっても減らないのです。

この脂肪筋を減らすためには、筋トレを行って大腿四頭筋に負荷をかけるしか方法がありません。

先に述べたように、筋トレの主な目的は筋肉量を増やすことですが、適切な方法で筋トレを行うと、大腿四頭筋の脂肪筋も減らすことができるのです。

やるべき運動はスクワットだけ

大腿四頭筋を鍛える筋トレとは、「スクワット」です。ご存じの方も多いと思いますが、立った姿勢から、腰を落として、立った姿勢に戻る運動を繰り返して、太ももの筋肉に負荷をかける筋トレです。

スクワットのよいところは、道具を必要とせず、かつ自宅でできることです。わざわざジムに行かなくても、自宅で大腿四頭筋を鍛えることができるのです。

私が患者さんにすすめる運動は、**スクワットだけ**です。それ以外の運動は一切必要ありません。

前章の最後のほうで、チョコレート（高カカオチョコレート）と運動だけで、ヘモグロビンＡ１ｃを改善させた患者さんを２例紹介しましたが、２例とも行った運動とはスクワットです。

スクワットがよいのは、かかる時間がとても短くてすむこと。具体的には、この章タイトルにあるように「1回50秒」、これを１日２回（２セット）やるだけです。２セット行っても１００秒、トータル２分にもおよびません。しかもこれを始めるだけで、ヘモグロビンＡ１ｃはさらに改善していきます。

運動が苦手という人でも、１日１００秒の運動なら続けられるでしょう。そして、やれば**間違いなく効果が得られます**。ただし効果を得るには、正しいやり方で行う必要があります。

成長ホルモンが分泌し、大腿四頭筋の脂肪筋が燃えて糖尿病が改善するスロースクワットとは？

今までのスクワットでは脂肪筋は燃えない

最近は筋トレがブームのようで、中でもスクワットは手軽にできるトレーニング法として、医師や運動療法の専門家がすすめています。

しかし糖尿病を悪化させる大きな要因の1つである脂肪筋を減らすためには、従来のスクワットのやり方ではほとんど効果がありません。

前述したように、脂肪筋を燃やすためには成長ホルモンが分泌されなければなりません。ただ漫然とスクワットを繰り返すだけでは何回やっても脂肪筋は燃焼してくれないのです。


そこで私が考えたのが、成長ホルモンを分泌させるスクワット法です。これは「加圧トレーニング」の理論をもとにしています。

一般的な加圧トレーニングとは、腕や脚の付け根に専用のベルトを締め、圧力を加えて血流量を制限して行うトレーニングです。専門のトレーナーのいるトレーニングジムなどで行われています。

加圧することによって、血流が低下するので、筋肉内は低酸素状態になります。そのため、負荷をかけている筋肉には大量の疲労物質（乳酸）がたまります。この乳酸を取り除くためのに分泌されるのが**成長ホルモン**なのです。

成長ホルモンは、若いときほど分泌が盛んですが、40代では、20代の頃の40％、80代では5％程度しか分泌されなくなるといわれています。そして成長ホルモンの分泌が少なくなると、筋肉量が減少し、脂肪もつきやすくなるのです。

この理論に基づき、ベルトなどの用具を使わないでもできるように考案したのが、私が15年以上前からすすめている「栗原式スロースクワット」です。そのやり方を紹介する前に、なぜ成長ホルモンが出ると脂肪筋が燃焼するのかを説明しましょう。

霜降り肉は切っても血が出ない

脂肪筋がたっぷりついた大腿四頭筋は、いわばA5ランクの霜降り肉ですが、霜降り肉のサシの部分を切っても血は出ません。つまりサシ（脂肪）には毛細血管が通っていないのです。

脂肪を燃やすためには酸素が必要ですから、毛細血管が通っていなくてはなりません。ではどうやって毛細血管を脂肪細胞まで伸ばすかというと、筋肉内を無酸素状態にするのです。

栗原式スロースクワットを行うと、大腿四頭筋が無酸素状態になるので、毛細血管が脂肪細胞にまで伸びて行くと考えられます。その結果、脂肪が燃えていくのです。

筋トレをやりすぎると、翌日、筋肉痛を起こすことがあります。誰でも経験があると思います。

筋肉痛が起こるのは、筋線維が傷ついた結果です。その後、筋肉が修復されると、筋肉痛が治まると同時に、筋肉量が増加します。

そのため、筋肉量を増やしたい人にとって、筋トレ後の筋肉痛は「よいこと」とされています。

しかし例え筋肉痛が起こっても、成長ホルモンが出なければ、脂肪筋は燃えません。

筋肉痛と脂肪が燃えることはまったく無関係なのです。

栗原式スロースクワットとは？

栗原式スロースクワット（以下、「スロースクワット」）のやり方が、これまでのスクワットと決定的に違っているのは、いったん落とした腰を上げたときの、ひざの角度にあります。

一般的なスクワットは、この角度を70～80度くらいにするのが普通です。スロースクワットではこの角度を40度にします。

実際にやってみるとわかりますが、40度にしたまま体の動きを止めると、脚がブルブルふるえてきます。実はこのとき、乳酸が出てきているのです。

また「スロー」で、つまり「ゆっくり」とスクワットの動作を行うことによって、血流が停滞します。

そして40度になったとき、筋肉内はほぼ無酸素状態になります。すると疲労物質の乳酸が出てきて、それを取り除くために成長ホルモンが分泌されるのです。

スロースクワットの1回の動作は、5秒で腰を落とし、5秒でひざの角度が40度の位置まで上げます。ここまでの時間が10秒です。これを**休まず5回**続けて、トータル50秒で1セットというわけです。

初めてスロースクワットをやると、それなりに筋肉がある人でも、3回目あたりから、脚がブルブルふるえだします。そのため、5回行うことができない人もいると思います。

しかし最初から5回できなくても心配いりません。この筋トレは普通の運動とは筋肉の使い方が違うので、アスリートですら最初から5回やることは難しいのです。

ちなみに、私の知っているマラソン選手は、最初、スロースクワットを5回行うことができませんでした。

また水泳は基本的に腕の力だけで泳ぐので、下半身があまり鍛えられません。そのためか、水泳の選手は最初、2回しかできませんでした。

ですから、**最初から5回できるとは思わないこと**です。しかし毎日続けていれば、誰でも必ず5回できるようになります。

栗原式 1回50秒で脂肪筋が燃焼し糖尿病が改善する

スロースクワットのやり方

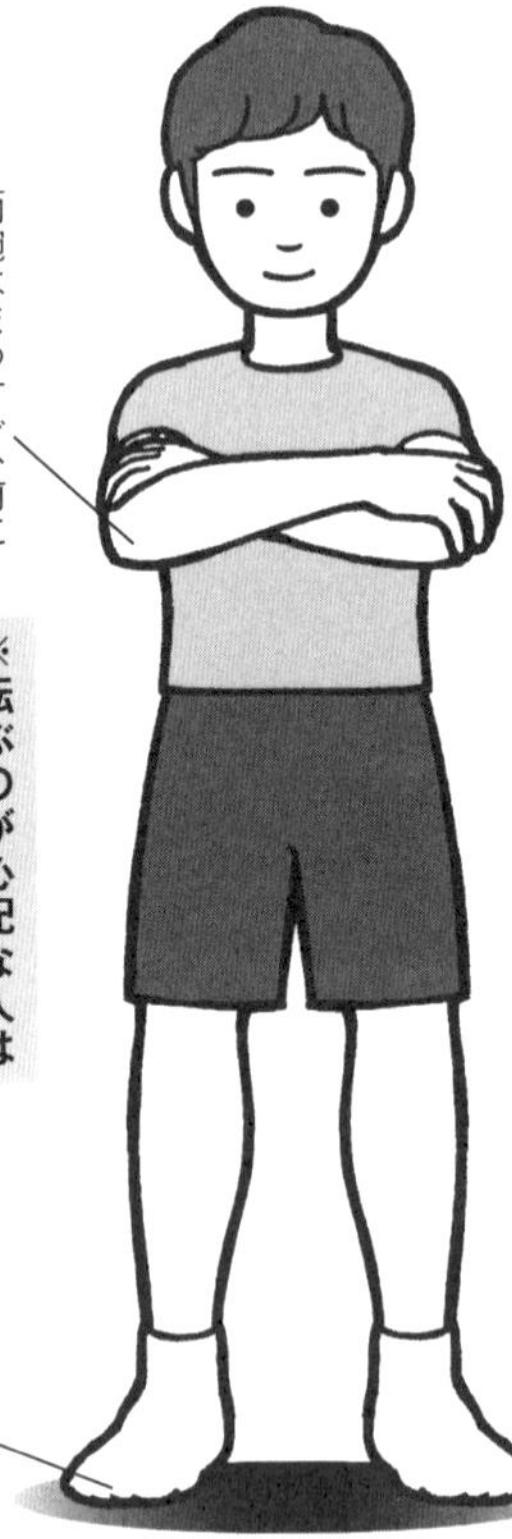
両腕はまっすぐ、前に伸ばしてもOK
※転ぶのが心配な人は壁に手をついてもOK
つま先は外に向ける

1

両足を肩幅よりやや広く開いて立ち、両腕は胸の前で組む

2

息を吸いながら**5秒かけて**、ゆっくりと、お尻を引くようにひざを曲げていく

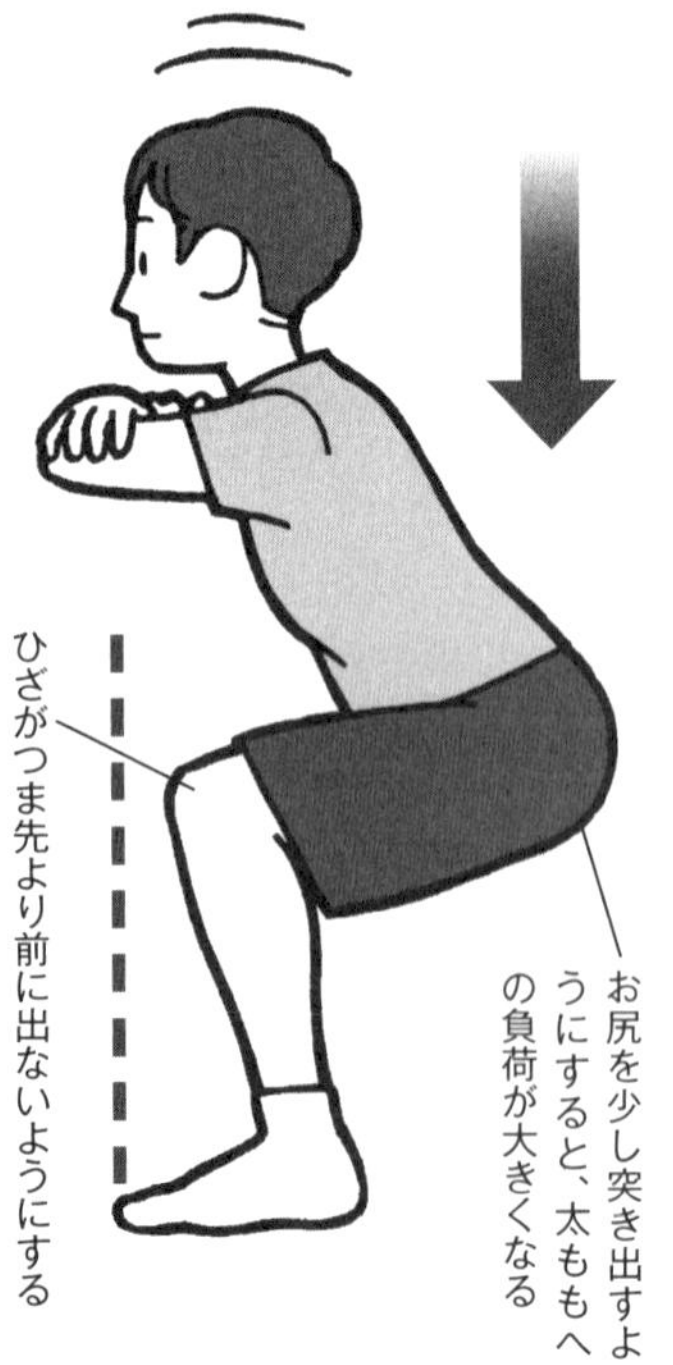

ひざがつま先より前に出ないようにする
お尻を少し突き出すようにすると、太ももへの負荷が大きくなる

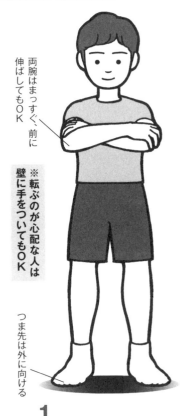

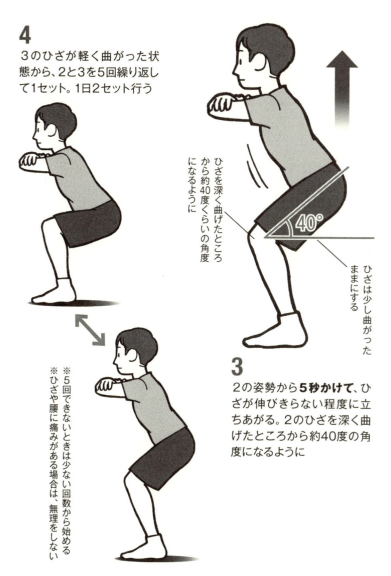

4

3のひざが軽く曲がった状態から、2と3を5回繰り返して1セット。1日2セット行う

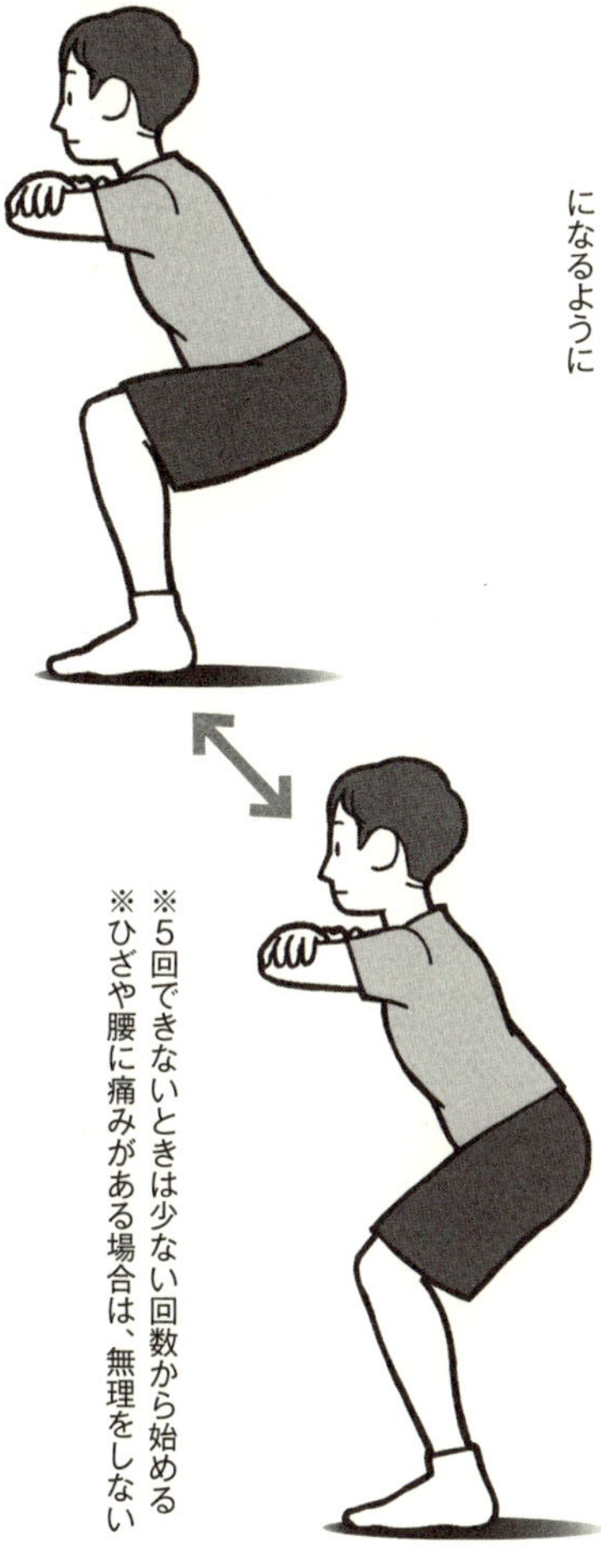

※5回できないときは少ない回数から始める
※ひざや腰に痛みがある場合は、無理をしない

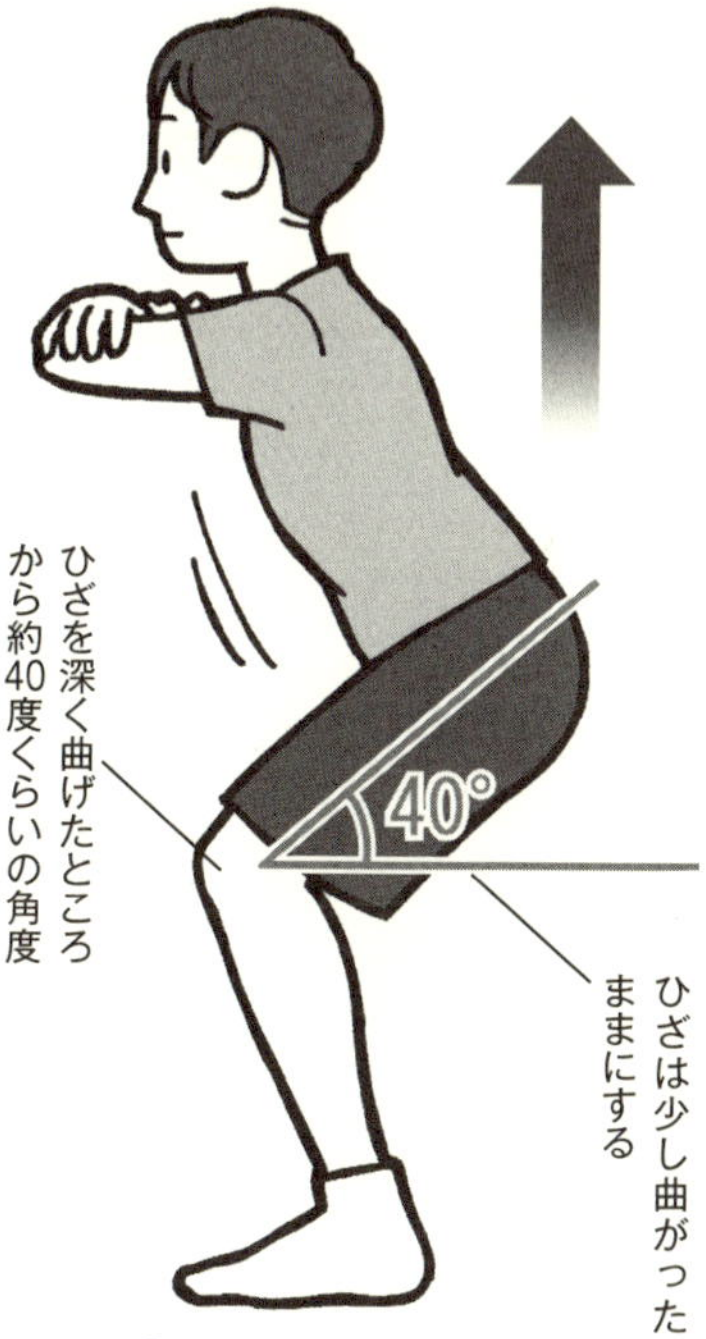
ひざを深く曲げたところから約40度くらいの角度になるように
40°
ひざは少し曲がったままにする

3

2の姿勢から**5秒かけて**、ひざが伸びきらない程度に立ちあがる。2のひざを深く曲げたところから約40度の角度になるように

※参考文献：栗原毅『薬を捨てる　糖尿病を治す』（廣済堂出版）

スロースクワットでヘモグロビンA1cが改善

筋肉量が著しく減少している人は、1回もできない場合があります。でも心配はいりません。スクワットを1回もできなかった62歳の男性は、毎日続けることで、だんだんできるようになり、1年半たった今は5回よりも1回多い6回のスクワットを朝晩2セット行っています。

また「主食のちょいオフ」も実践していて、外食のときもご飯は小ライスを頼んでいます。そして高カカオチョコレートも、毎日25グラム食べています。

この人は脂肪肝でしたが、肝機能値はAST（GOT）、ALT（GPT）とも16IU／ℓ（以下、単位省略）以下にまで下がりました。ちなみに、この人は体重が96kgありますが、スクワットを始める前と後ではほとんど変化がありません。つまり、それだけ筋肉量が増えているのです。

私は患者さんにもいっていますが、肥満度を示すBMI（74ページ）は、ほとんど意味がないと思っています。

むしろＡＳＴやＡＬＴが16以下になっているのであれば、脂肪筋も脂肪肝もありませんから、それがその人の理想体重と考えてよいのです。

では糖尿病に対して、スロースクワットはどのくらい効果があるのでしょうか。58歳男性の患者さんの例を紹介しましょう。

10年以上前から通院していますが、ヘモグロビンＡ１ｃが６・４％前後から改善しません。

そこで本人の希望もあり、５年ほど前から薬を投与することになりましたが、それでもヘモグロビンＡ１ｃが６・０％未満になることはありませんでした。

私としては軽い薬であっても長期間投与し続けることには抵抗があります。そこで、肉・卵食べや主食のちょいオフ、ゆっくり食べる、といった私がすすめる食事療法に加えて、スロースクワットをすすめました。

この男性も最初は、３回目で太ももがブルブルふるえていましたが、がんばって継続したところ、２カ月後にはヘモグロビンが5・6％の基準値まで改善できたのです。

このまま継続すれば、３カ月後には、薬なしで血糖コントロールできるようになるでしょう。

歩くならスクワットの後に

肝機能値がAST、ALTとも16以下になり、ヘモグロビンA1cも改善してきているのであれば、ウォーキングを併用してもかまいません。

実は、スロースクワットを行って、成長ホルモンが分泌された直後に歩くと、ウォーキングの脂肪燃焼効果が高まるのです。

患者さんにはこれもすすめるのですが、あまりやりたがりません。しかしスロースクワットとウォーキングを組み合わせれば、数値はもっとよくなります。

また**食事の後のウォーキング**もおすすめです。食後に歩くと血糖値が上がりにくくなるからです。ただしこれも筋肉量が増えてからでないと意味がありません。

ちなみに私も会食などに参加した後は、タクシーを使わず、駅まで必ず歩くようにしています。

第6章

お口ケアだけでもヘモグロビンA1cは改善する

歯周病を放置すると
糖尿病が改善しにくく、
心筋梗塞のリスクを
高めることが明らかに

歯周病は糖尿病の合併症

歯科が扱う疾患の1つに**「歯周病」**があります。歯周病とは歯を支える歯ぐき（歯肉）やあごの骨（歯槽骨）に炎症が起こる病気です。

歯周病は細菌感染によって、歯肉に炎症が起こることで発症します。歯周病を起こす細菌は一般に「歯周病菌」と呼ばれています。

また40歳以上の日本人の約8割が歯周病にかかっているといわれ、**歯を失う原因の第1位**となっています。

そして最近の研究によると、**糖尿病と歯周病には密接な関係がある**ことが明らかになってきました。

まず糖尿病の患者さんは、そうでない人に比べて、2倍以上も歯周病にかかりやすいことがわかっています。つまり歯周病は糖尿病の合併症の1つなのです。

糖尿病の患者さんが歯周病を合併すると、血糖コントロールが悪くなることもわかっています。

これは糖尿病と歯周病が悪循環をまねく関係にあるからです。糖尿病で動脈硬化が進むと、血管が狭くなり、血液の流れが悪くなってきますが、これは歯肉の中の細い血管にも起こります。

血液は全身の細胞に酸素や栄養素を送ったり、炎症が起こったときに、それを鎮める物質などを送り込む役割を果たしています。

しかし糖尿病を合併していると、歯肉内の血流が悪くなっていますから、血液によって運ばれる炎症を鎮める物質がとどきにくくなります。

また糖尿病になると、免疫力が低下するため、炎症が治りにくくなる他、歯周病菌の増殖も止められなくなってしまいます。

さらに歯周病を発症すると、炎症を起こしている部位から「炎症性サイトカイン」という物質が、歯肉の毛細血管に侵入するのです。

炎症性サイトカインは、**インスリン抵抗性**（19ページ）を引き起こすことがわかっています。

インスリン抵抗性とは、インスリンの働きが悪くなって、今までと同じ量のインスリンでは血糖値が十分に下がらなくなる状態のことです。

同じ量のインスリンで血糖値が下がらないと、膵臓はインスリンをもっと分泌して、なんとか血糖値を下げようとします。

この状態が続くと、膵臓は疲れきってしまい、インスリンを分泌する能力も低下します。

この悪循環により、インスリンの分泌能力が枯渇すると、インスリンを注射で補充する**インスリン療法**（48ページ）を行わなければ、血糖コントロールが不可能になってしまうのです。

歯周病を治すとヘモグロビンA1cが改善

糖尿病と歯周病を合併している人は、歯周病の治療をすると、糖尿病も改善することがわかっています。患者さんの例を紹介しましょう。

この男性の患者さんは、7年ほど前から来院していますが、私がすすめる食事と運動を行いつつ、薬も服用していましたが、ヘモグロビンA1cは7・0％前後で、そこから下がりません。

さらに5年前からは、ヘモグロビンA1cが7・3％にまで上昇してしまったのです。

普段の生活について聞いてみると、歯みがきはいつも簡単にすませているほか、ときどき歯が痛くなったり、歯肉がうずくことがあるとのことでした。

私は、ヘモグロビンA1cがなかなか改善しない原因が歯周病にあると思い、患者さんに歯科の受診をすすめました。

すると、予想したとおり歯周病と診断され、治療を始めました。その後、ヘモグロビンA1cは**6・5％まで改善**したのです。

歯肉が腫れたり、痛みがあったり、歯をみがいた後の歯ブラシが血液で赤くなるのは、いずれも歯周病の症状です。

このような症状のある人や、私が考案した食事法や運動を続けているのに糖尿病の数値が改善しない人は、歯科の受診をおすすめします。

歯周病と糖尿病の関連性

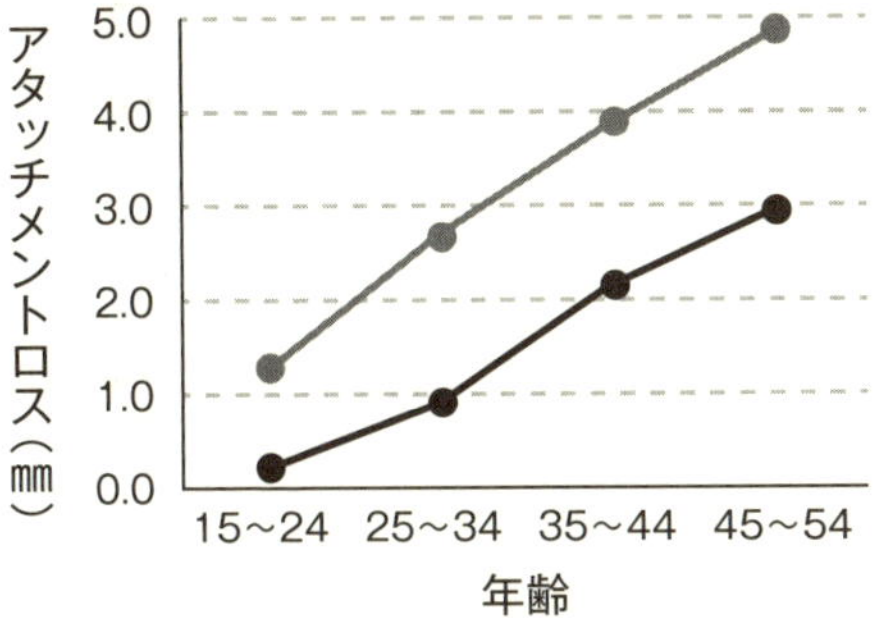

※アタッチメントロスとは、歯周病などが原因で歯肉の位置が下がることで、歯周病の重症度の指標となる

※糖尿病者と非糖尿病者における歯周病の重症度の比較(Nelson et al 1990) より

歯周病治療によるTNF-αとヘモグロビンA1cの変化

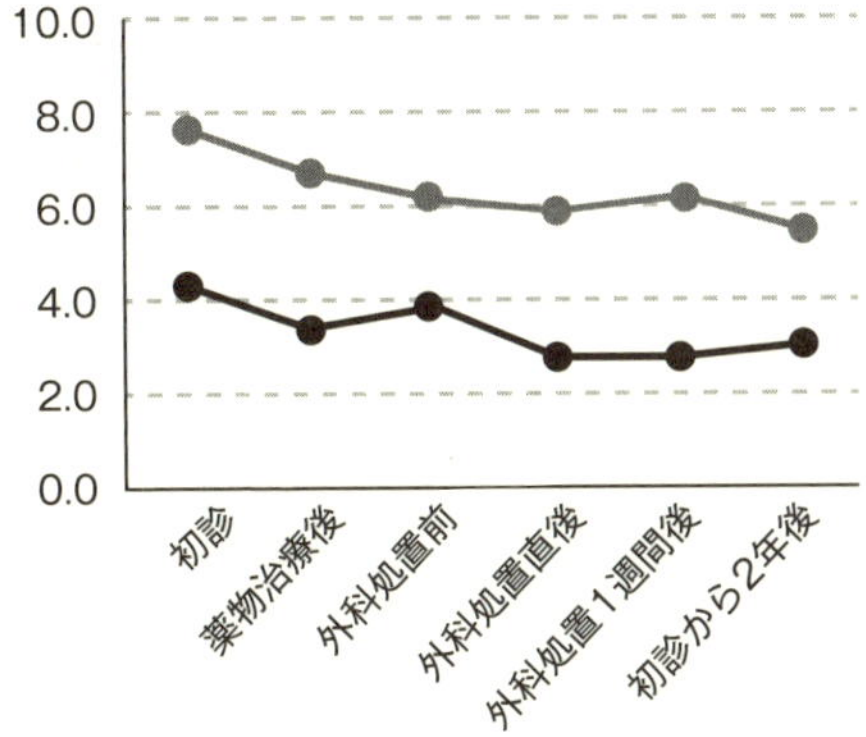

※TNF-αはインスリン抵抗性を引き起こす炎症性のサイトカインの1つ。歯周病治療によって、炎症性サイカインが少なくなり、ヘモグロビンA1cも改善している

※糖尿病と歯周病の深い関係が明らかに(西村英紀) - nikkeibp健康シリーズ゛:歯周病と全身への影響より
※図表の出展はいずれも一般社団法人日本口腔保健協会のウェブサイトより

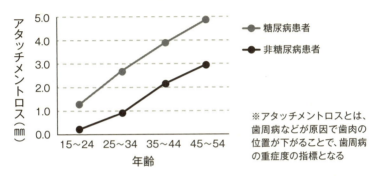

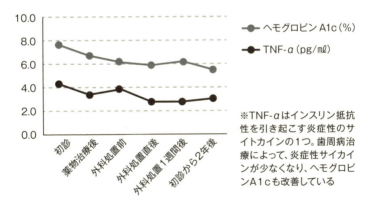

歯周病菌が心筋梗塞や認知症を起こす

歯周病は細菌感染による病気で、原因となっているのは歯周病菌であることを述べました。

歯周病菌は口の中に棲《す》みつく細菌の1つですが、増殖すると炎症を起こして傷ついた血管内に入り込むことがあります。

血管内に入り込んだ歯周病菌は、全身をめぐり、心臓の冠動脈（心臓に血液を送る太い血管）にとどくと、冠動脈に炎症を起こします。

炎症を起こした冠動脈は動脈硬化が進むため、血管内が狭くなり、血管が詰まりやすくなります。そして完全に詰まると心筋梗塞を引き起こします。

実際、歯周病が悪化すると**心筋梗塞や脳卒中のリスクが高まる**ことが知られています。これらの疾患は糖尿病の合併症でもあるので、歯周病と糖尿病を合併している場合は、心筋梗塞や脳卒中のリスクがさらに高くなってくるのです。

また歯周病は、認知症で一番多いアルツハイマー病を引き起こす可能性があることもわかってきました。

アメリカのルイビル大学のヤン・ポテンパ博士らの研究チームは、2019年1月、『慢性歯周炎の原因細菌であるポルフィロモナス・ジンジバリス菌がアルツハイマー病患者の脳内で確認された』という研究論文を発表しています。

「歯周炎」というのは、歯周病の症状の1つです。また「ポルフィロモナス・ジンジバリス菌」は歯周病菌の1つです。

ポテンパ博士は、この研究結果について、「ポルフィロモナス・ジンジバリス菌とアルツハイマー病の病因とのつながりを示している」と評価する一方、「因果関係を裏付ける証拠としては十分でない」としていますが、少なくとも歯周病菌が脳内でも見つかったのは興味深いことです。

歯周病の治療で脂肪肝も改善

歯周病菌は、糖尿病の大きな要因の1つである**脂肪肝を引き起こす**ことも知られています。

２０１２年、横浜市立大学や大阪大学などの研究チームは、歯周病を治療すると、**NASH**（67ページ）が改善することを明らかにしました。

ＮＡＳＨとは、非アルコール性脂肪肝炎のことです。研究チームがＮＡＳＨ患者１０２名の歯周病菌を調べたところ、**歯周病菌の保有率は52％**で、健康な人と比べると、**約3・9倍も多い**ことがわかりました。

同時に、この研究では肥満状態にしたマウスに歯周病菌を投与する動物実験も行っています。

歯周病菌を投与した結果、３カ月後には肝臓が平均で約１・５倍に肥大化し、肝炎が悪化することもわかりました。

このように、歯周病になると脂肪肝にもなりやすく、脂肪肝が進行すると肝炎（ＮＡＳＨ）を引き起こし、そこから肝硬変や肝臓がんにまで進むこともあります。

また、これまで述べてきたように、脂肪肝はインスリン抵抗性を引き起こして、糖尿病をまねきます。

歯周病の治療をしてＮＡＳＨがよくなったということは、糖尿病を引き起こしている脂肪肝そのものも改善されることを意味しています。

口腔ケアで糖尿病がよくなる

私は以前、歯科医師である息子（栗原丈徳）と共に、慶應義塾大学で行われていた、テレビ電話による遠隔医療相談を行ったことがあります。

そこで数年間指導していた遠隔地の糖尿病の患者さんのうち、**「口腔《こうくう》ケア」**を徹底し、食事はよくかんで食べるように指導した人たちは、糖尿病が徐々に改善していることがわかりました。

口腔ケアというのは歯科の用語で、「歯ブラシや歯間ブラシを用いた口の中の清掃」のことです。

また、よくかんで食べると唾液の分泌が促されます。唾液には口の中に棲む歯周病菌などの悪玉菌を抑える働きがあるので、この働きによっても糖尿病が改善されたと考えられます。

口腔ケアを欠かさず、硬い肉をしっかり食べて咀嚼力の衰えを防ぐ！

歯周病治療は歯科医院でしかできない

歯周病菌を含む口の中に棲む細菌は、口腔ケアがいいかげんだったり、甘い物を食べすぎたりすると、ネバネバした物質を作り出し、歯の表面にくっつきます。

この歯にくっついたネバネバのことを**「歯垢《しこう》（プラーク）」**といいます。歯垢は粘着性が強いため、歯みがきだけでは簡単に落ちません。

さらに歯垢を取り除かないと、歯垢は「歯石」と呼ばれる物質に変化し、まるで石のように歯の表面に貼り付きます。

歯垢の中や歯石のまわりは**細菌だらけ**になっています。当然、歯周病菌も集まっていますから、歯肉に炎症を起こし、歯周病を発症させます。

歯垢や歯石を放置していると、炎症が歯肉から歯槽骨《しそうこう》（あごの骨）へと広がっていって、最後は歯槽骨が破壊され、歯が抜けてしまうのです。

したがって、歯周病を改善するには、歯垢や歯石を取り除くことが不可欠です。特に歯石は自分で取ることができないので、歯科医院に行って取ってもらわなければなりません。

もちろん、自分で行う口腔ケアも大切ですが、それだけでは歯周病を改善させることは難しいのです。


歯石の除去などを行うのは「歯科衛生士」の仕事です。歯科医院を選ぶときは、優秀な歯科医師がいることはもちろんですが、優秀な歯科衛生士がいるところを選びたいものです。

優秀な歯科衛生士は、歯石の除去などだけでなく、患者さんの口腔ケアの指導をきちんとしてくれます。

ただ患者さんに厳しく、いわゆる叱るタイプの歯科衛生士はおすすめしません。完璧な口腔ケアは誰でもできるものではありません。毎回、歯科衛生士に叱られていては、歯科医院に行きたくなくなってしまうでしょう。

逆に優秀な歯科衛生士は、**ほめ上手**です。口腔ケアが上手にできていたらほめてくれて、不十分な部分を優しく指摘してくれる歯科衛生士がよいと思います。

例えば、歯みがきにはクセがあり、右利きの人は、左側の歯はみがきやすく、右側はみがきにくいものです。

すると、右の歯垢はよく取れているのに、左は残っているという状態になりがちです。優秀な歯科衛生士は、こうしたことを指摘してくれます。

最低でも夜の歯みがきは必要

歯周病の治療では、まず歯科医院に通うことが最優先ですが、自分で行う口腔ケアも必要です。

歯科医院に通っている人なら、歯科衛生士が口腔ケアのやり方を教えてくれるので、それを守るようにしましょう。

歯科衛生士からもいわれると思いますが、大事なのは歯間の清掃です。というのは、歯ブラシだけで落とせる歯垢は全体の6割くらいにすぎないからです。

そこで、歯間ブラシやデンタルフロスを併用すると、9割ぐらい除去できるようになります。

歯間ブラシやデンタルフロスを併用した口腔ケアは、夜寝る前に行います。というのは、歯周病菌は夜寝ている間に増殖しやすいからです。

寝る前の口腔ケアをきちんと行っていれば、食後の口腔ケアは歯ブラシでブラッシングするだけで十分です。それができない場合は、口をすすぐようにしましょう。

なお歯をみがくときに、**ペースト状の歯みがき剤は不要**です。むしろ歯みがき剤を使わないほうがていねいにみがくことができます。

逆に歯みがき剤を使うと、みがいた気になってしまうので、歯垢がちゃんと除去できていないことが多いからです。どうしても使いたい人は、ごく少量だけにするとよいでしょう。


理想をいえば、歯だけでなく舌もきれいにすると効果的です。舌の表面には白いコケのようなものが付着していますが、これは**「舌苔《ぜったい》」**と呼ばれています。この舌苔も掃除したほうがよいのです。

舌苔は古くなった口腔内の粘膜や食べもののカスなどの汚れが付着したもので、この中にも歯周病菌が棲みついています。したがって、歯周病の口腔ケアには舌苔も取り除くことをおすすめします。

舌苔は歯ブラシで軽くこすることで、取り除くことができます。ただし強くこすると、舌を傷つけてしまうので注意してください。

また最近は舌をきれいにするための器具も市販されているので、こうしたものを使うのもよいでしょう。

チョコレートが口腔内をきれいにする

歯周病ケアに役立つ食べものがあります。第4章で紹介したカカオ70%以上の高カカオチョコレートです。

カカオ分の多いチョコレートは、ゴボウなどの野菜よりも豊富な食物繊維を含んでいます。

高カカオチョコレートを食べてみればわかりますが、食物繊維が多いため、よくかまないと食べられません。

かむ回数が増えると唾液の分泌が促されます。前述したように、唾液には歯周病菌の増殖を抑える働きがあります。

特に口の中が乾燥していると、歯周病菌が増殖しやすいので、口の中の乾燥が気になるときは、高カカオチョコレートをよくかんで食べると、歯周病の予防や改善につながるでしょう。

オーラルフレイルから肺炎に

第2章で**オーラルフレイル**（82ページ）について述べましたが、覚えているでしょうか。

「オーラル」は「口」、「フレイル」は「虚弱」を意味します。具体的にいうと、咀嚼力（かむ力）と嚥下力（飲み込む力）の衰えのことです。

咀嚼力の衰えは咀嚼筋の低下、嚥下力の衰えは嚥下筋の低下によって起こります。これらの筋肉が弱くなっていくと、食事中にむせたり、食べこぼしたりするようになります。

特に、飲み込む力が落ちてくると、本来は食道に送り込まなければならない、食べものや唾液が、誤って気管に入り込むことがあります。

通常は気管に入り込むと、むせて気管から排出するための反射機能が働きます。しかしこの機能も衰えてしまうと、気管から排出できずに肺炎を起こすのです。これを**「誤嚥性肺炎」**といいます。

日本人の死亡原因の第1位はがん、第2位は心筋梗塞などの心臓病、そして第3位は肺炎です。

肺炎による死亡は、年齢が高くなるほど多くなり、総務省統計局の『平成28年（2016年）人口動態調査』によると、肺炎で死亡した人の97％以上は**65歳以上の高齢者**です。

食事中にむせることが多くなった人は、誤嚥（誤って飲み込む）を起こしやすい状態になっているので、誤嚥性肺炎も起こしやすいのです。

かむ力・飲み込む力が衰えると低栄養に

一方、かむ力が衰えると、硬い食べものが食べにくくなります。同時に飲み込む力も衰えてくるので、肉などが食べづらくなってきます。

オーラルフレイルがさらに進むと、食事をすること自体が大変になってきます。そのため、介護施設ではかまなくても食べられるように細かくきざんだり、飲み込みやすいようにとろみをつける、といった工夫をしていますが、こうした食事になると、どうしても、食べる量が減ってきます。

その結果、十分に栄養がとれない低栄養の状態になってしまうのです。低栄養では、たんぱく質も十分とれないので、アルブミンの数値も下がってきます。当然のことながら、筋肉量が落ち、筋力も低下しますし、糖尿病もよくなりません。

もう1つ、高齢者が低栄養になる理由の1つに、**歯を失うこと**があります。歯がなければ、かむことができません。

入れ歯という方法もありますが、自分の歯よりかむ力は弱くなります。また入れ歯が苦手で、歯がないまま食べものをほとんどかまずに飲み込んでいる高齢者もいます。糖尿病を発症している人が、この食べ方をしていると数値が改善しません。

歯を失う最大の原因は歯周病ですから、歯を失わないためにも口腔ケアが重要です。実際、昔に比べると自分の歯が残っている高齢者は増えてきています。

1989年から、当時の厚生省（現：厚生労働省）と日本歯科医師会が「80歳になっても20本以上自分の歯を保とう」との目的で「8020運動」を始めました。

この運動を始めた当初の達成率は7％程度でしたが、2017年には51・2％まで上昇しています。

歯科医院と自宅で口腔ケアをしっかり行って歯周病を改善すれば、歯は失わずにすむのです。

そして歯周病が改善すれば、前述したように、ヘモグロビンA1cなどの糖尿病の数値はよくなってきます。

食べられなくなるとは足腰も衰える

口（かむ力・飲み込む力）の虚弱であるオーラルフレイルに対し、心身全体の虚弱のことを**フレイル**（81ページ）といいます。

フレイルについても第2章で述べましたが、特に重要なのは足腰の筋力低下、具体的にいえば大腿四頭筋など太ももの筋肉です。

大腿四頭筋の筋肉量が減ると、インスリン抵抗性を起こす脂肪筋がつきやすくなり、糖尿病が悪化することは何度も説明しました。

これも第2章で述べましたが、オーラルフレイルとフレイルは表と裏の関係にあります。

つまり口の虚弱が始まっているときには、足腰の筋力も弱くなっています。逆に足腰の筋力が衰えてきたら、口の虚弱が始まっている可能性があるのです。

両者の原因は、筋肉の材料不足、たんぱく質の不足です。たんぱく質が足りているかどうかの目安は、血液検査でアルブミン値を知ることです。そして糖尿病を治すには、アルブミン値を4・4g／dℓ以上（以下、単位省略）にしなければなりません。

肉と卵を食べてスクワットをして筋肉を増やす

アルブミン値を増やすには、**肉や卵、サバ缶**など動物性たんぱく質を多く含む食品を積極的に食べることです。

そしてアルブミン値が4・4になったら、第5章のスロースクワットを始めましょう。スロースクワットを行うことで、筋肉量はさらに増加する一方、霜降り肉のような脂肪筋も消えていき、糖尿病はますますよくなっていきます。

間食をやめられない人には、高カカオチョコレートがあります。小腹も満たせて、血糖値も上げないので、安心して食べられます。糖尿病を改善する働きのある食べものなので、間食の習慣のない人にもおすすめです。その場合は、食事の前にチョコレートを食べると高血糖の改善に効果的です。

そして、糖質を少し減らすため、**「主食のちょいオフ」**（62ページ）をして、よくかんでゆっくり食べる習慣をつけてください。

たったこれだけで、糖尿病は着実によくなってきます。私の患者さんも、この食べ方と運動で、ヘモグロビンＡ１ｃが改善し、薬やインスリン療法をやめられた患者さんがたくさんいます。

薬に頼らなくても糖尿病は治せます。さっそく今日から本書の食べ方のどれか１つでもよいので始めてみませんか？

あとがき

私の専門は肝臓病ですが、肝臓の研究をしているうちに、糖尿病の発症の原因に脂肪肝が大きく関わっていることを発見しました（本書68ページ）。

その論文を発表してから、20年以上になりますが、これに基づいた私の治療法で、糖尿病は驚くほどよくなっています。

ここに着目したことで、ヘモグロビンA1cや血糖値と肝機能値の関係が見えてきたのです。

ヘモグロビンA1cや血糖値は糖尿病がどれくらい進んでいるかを見る数値です。一方、肝機能値は脂肪肝があるかどうかをチェックする指標になります。

そして肝機能値がよくなる（脂肪肝が改善される）と糖尿病の数値もよくなってくることがわかってきました。

脂肪肝で起こる病気は糖尿病だけではありません。高血圧や脂質異常症など、動脈硬化を引き起こす生活習慣病のリスクは、脂肪肝があることで高くなります。

さらに脂肪肝を放置していると、肝硬変や肝臓がんなど、肝臓病のリスクも高めます。しかし肝臓は「沈黙の臓器」と呼ばれるように、脂肪肝によってダメージを受けていても、痛くもかゆくもありません。

だからこそ、クリニックや病院で血液検査を受けたら、ヘモグロビンA1cや血糖値だけでなく、AST（GOT）やALT（GPT）、γ-GTPの数値もよく見てほしいのです。

肝機能の解説を始め、本書では従来の糖尿病に関する書籍には書かれていないことをできるだけ多く盛り込みました。

糖尿病の治療をしている人が読めば、これまで医師にいわれてきたこととずいぶん異なる内容だと思われるかもしれません。

しかしこれらは、すべて私が患者さんを指導して、結果を出してきたやり方です。

ぜひあなたの血糖コントロールに役立てていただければ幸いです。

令和元年9月吉日　栗原　毅

著者

栗原 毅（くりはら・たけし）

栗原クリニック東京・日本橋院長、慶應義塾大学特任教授。医学博士。北里大学医学部卒業後、1987年より東京女子医科大学で消化器内科、とくに肝臓病学を専攻し、同教授を歴任。2004年、中国中医研究院客員教授に就任。2007年より慶應義塾大学教授（現在は特任教授）。2008年に消化器病、メタボリックシンドロームなどの生活習慣病の予防と治療を目的とした「栗原クリニック東京・日本橋」を開院。「血液サラサラ」の名づけ親のひとりで、テレビ、新聞、雑誌などでのわかりやすい解説も人気。近著に『ズボラでも中性脂肪・コレステロールは下げられる！』（宝島社）、『糖尿病博士ズバリおすすめ！［栗原式］自力で血糖値・ヘモグロビンA1cを下げる本』（主婦の友社）などがある。

名医が教える「本当に正しい糖尿病の治し方」

2019年9月21日　初版第1刷発行
2022年1月25日　　　第4刷発行

著　者　栗原 毅
発行者　澤井聖一
発行所　株式会社エクスナレッジ
https://www.xknowledge.co.jp/
〒106-0032　東京都港区六本木7-2-26
問合先　編集 TEL.03-3403-6796　FAX.03-3403-0582
info@xknowledge.co.jp
販売 TEL.03-3403-1321　FAX.03-3403-1829